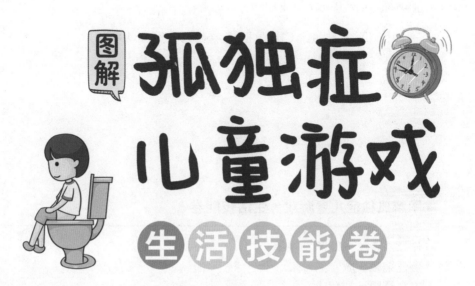

图解 孤独症儿童游戏

生活技能卷

提高3~12岁孩子的生活技能

范琳琳 / 主编

中国妇女出版社

图书在版编目（CIP）数据

图解孤独症儿童游戏．生活技能卷 / 范琳琳主编
. —— 北京 ：中国妇女出版社，2020.7（2023.9重印）
ISBN 978-7-5127-1867-8

Ⅰ．①图… Ⅱ．①范… Ⅲ．①小儿疾病-孤独症-康
复训练 Ⅳ．① R749.940.9

中国版本图书馆 CIP 数据核字 (2020) 第 087082 号

图解孤独症儿童游戏·生活技能卷

作　　者：范琳琳/主编
责任编辑：耿　剑　张　于
内文插图：刘金达
封面设计：天下书装
责任印制：李志国
出版发行：中国妇女出版社
地　　址：北京市东城区史家胡同甲 24 号　　　邮政编码　100010
电　　话：(010) 65133160（发行部）　　　　65133161（邮购）
法律顾问：北京市道可特律师事务所
经　　销：各地新华书店
印　　刷：三河市双升印务有限公司
开　　本：170×240　1/16
印　　张：18.5
字　　数：296 千字
版　　次：2020 年 7 月第 1 版
印　　次：2023 年 9 月第 5 次
书　　号：ISBN 978-7-5127-1867-8
定　　价：72.80 元（全二册）

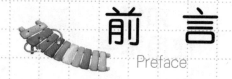

前　言

Preface

　　有人说，孤独症儿童是"来自星星的孩子"。

　　他们像天上的星星一样，在自己的世界里独自闪烁，一星一世界，遥远又熟悉。他们和正常的孩子一样，需要我们的关心、了解、尊重和接纳。

　　他们都是父母的心肝宝贝，也是父母的"心中之痛"。要知道，家有孤独症儿童，是一件令人非常揪心的事情……

　　据有关数据统计，2014 年，美国儿童孤独症患病率为 2.24%，即每 45 名儿童中就有 1 名患孤独症。到了 2016 年，这个数字飙升到 2.76%，即每 36 名儿童中就有 1 名患孤独症。在我国，孤独症患者已超过 1400 万，其中 14 岁以下患者超过 200 万，每 68 名儿童中就有 1 名。

　　生活在"特殊世界"里的他们，因为认知、语言、运动等发展水平不同，常常表现出言语木讷、行为刻板、兴趣狭窄等倾向，甚至连最基本的生活起居，都需要父母或监护人的悉心照料，给许多家庭带来了无穷的烦恼和痛苦。

　　为此，我们组织编写了这套《图解孤独症儿童游戏》（全 2 册）。旨在以游戏的形式，寓教于乐，为孤独症儿童克服障碍、控制情绪、学习自理，尽绵薄之力！

　　科学表明，运用游戏对孤独症儿童进行训练，能在很大程度上促进儿童的沟通、自理能力。对于孤独症儿童来说，游戏不只是玩乐，更是一种很好的训练方式。游戏能够逐步提高儿童的生活能力与沟通能力，为将来融入生活和社会打下基础。

　　这套书分为"生活技能"与"社交"两部分，分别侧重家庭生活和社交生活。

　　《图解孤独症儿童游戏·生活技能卷》主要从进食、如厕、穿衣、洗漱、睡眠、家居整理六大方面出发，全面指导父母在日常生活中利用各种资源与孤独症儿童一起游戏，并在游戏中促进儿童生活能力的发展，从而为父母减压、为孩子启智、为社会助力。

　　《图解孤独症儿童游戏·社交卷》则从注意力、语言、模仿、肢体协调、互动五大方面出发，针对每类问题进行细化，让孩子在游戏中体验快乐的同时，也能提升他们的沟通能力与社交能力。

　　让我们一起关爱孤独症儿童，用爱融化孤独，用情增添温暖，为他们点亮一盏"心"灯。同时，也衷心希望每一个孤独症儿童都能早日融入社会与生活，拥有美好的未来！

如何使用本书

1

"生活障碍"大排查

 图解孤独症儿童游戏·生活技能卷

进食问题"大排查"

进食困难是孤独症儿童常见的表现。比如挑食、动作笨拙、进食缓慢、不能久坐等，甚至在进食过程中，发生哽噎、呕吐，无法吐出食物中的核或骨头。这种进食障碍常令父母或监护人担惊受怕，针对这些问题，我们既要宽容对待，也要"有的放矢"地去训练和改变。

针对不同的生活技能，列出了孩子在某方面可能存在的问题

序号	表现	调查记录（√或×）
	孤独症儿童进食障碍调查表	
1	挑食，只吃具有某些味道、温度、颜色或质感的食物	
2	抗拒陌生的食物	
3	坚持只使用某些餐具	
4	不喜欢咀嚼食物，只能勉强把食物吞咽下去	
5	进食时容易哽噎，甚至呕吐	
6	经常有食物残留在口中	
7	未能吐出食物内的核或骨头	
8	使用餐具时，方法混乱	
9	使用餐具时，动作笨拙	
10	进食时走来走去，不能安坐	
11	进食意欲欠佳，速度缓慢	
12	不肯自行进食，经常依赖家长的协助	

方便父母深入了解，然后有针对性地进行训练

2

技能训练

 如厕技能训练

孤独症儿童能否独立如厕，不仅是家长的护理重任，更是孤独症儿童在成长过程中，需要逐步具备的自理能力。

列出了每章的学习重点，根据孩子自身表现，进行有目的的训练

一、如厕行为链

如厕对于正常人来说，是一件非常普通的事，但对孤独症儿童来说，却不是一件简单的事。在训练孤独症儿童生活自理能力时，如厕是一项重要而独立的内容。训练的目标不只是排尿或排便，而应是从有便意到便后处理的一系列行为。因此，训练孤独症儿童的如厕技能是一个行为链，是由一环扣一环的行为构成的。

① 第一阶段：感知及传达

·有便意——感觉到自己要大小便。

·会传达信号——能用蹲下、手摸裤子、行动突然停止、发呆、打寒战、咬牙等非语言的动作表达便意。

每项技能都是一个完整的活动链，这里介绍了每个发展阶段的训练顺序

② 第二阶段：选择场所

·在熟悉的环境（如家里）自己上厕所。

·在不熟悉的环境中（如外面、别人家）有寻找厕所的动作。

·等进入厕所后再排便。

③ 第三阶段：便前及便后处理

能在便前脱下裤子，便后使用厕纸擦净，穿好裤子，冲厕，洗手后走出厕所。

3

步骤分析

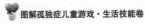 洗漱训练的步骤

挑选每项技
能中的一类
技能做深入
分析

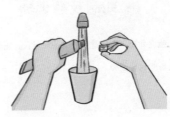

1. 把漱口杯盛满水，双手拧开牙膏盖

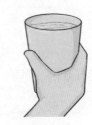

4. 放下牙刷，拿起漱口杯

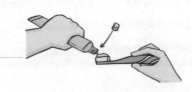

2. 拿起牙刷，将适量的牙膏挤到牙刷上，并拧上牙膏盖

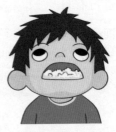

5. 含一口水将口中的泡沫漱干净，并吐掉，反复多次

细分目标后，
以步骤分析法
列出训练活动
的顺序

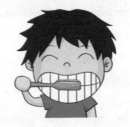

3. 拿起牙刷放入口中，上下、左右、内外地刷牙

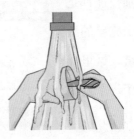

6. 打开水龙头用水冲干净牙刷和漱口杯

86

4

游戏与训练

游戏 4 收纳箱

适合年龄 4～7岁

目标

通过收纳训练让孩子养成良好的生活习惯。

操作要点

1. 和孩子一起整理玩具柜，先把所有的玩具都摆在客厅的地板上。

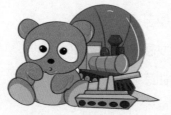

3. 鼓励孩子自己动手将玩具分类，家长在一旁进行指导，及时纠正错误。

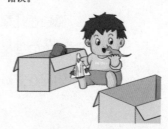

2. 把收纳箱依次摆放在地面上，跟孩子说："我们按照玩具的种类，把积木、汽车、球类、枪类玩具分别放入不同的箱子里。"

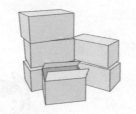

4. 玩具分类完成后，把收纳箱放回玩具柜。如果孩子有不想玩的玩具，可以建议他把玩具送给幼儿园的小朋友们。

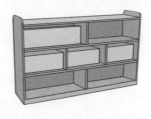

目标：通过游戏获得相应的能力与技巧

操作要点：分步图解，融入细节，一目了然

活动延伸：多措并举，延伸训练，创造新玩法

活动延伸

玩具不仅可以按照种类分，还可以根据形状或者大小装在不同的收纳箱里。

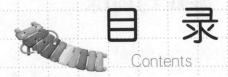

目 录
Contents

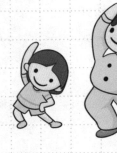

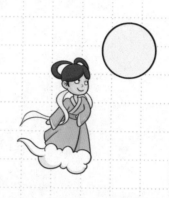

第 3 章　如厕训练与游戏
——如厕的烦恼

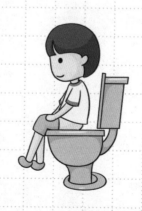

第4章　**穿衣训练与游戏**
——掌握穿衣技巧

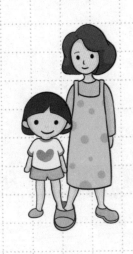

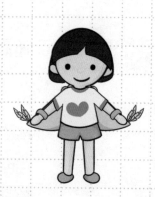

第5章 洗漱卫生训练与游戏
——养成健康习惯，建立自信

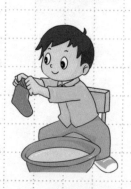

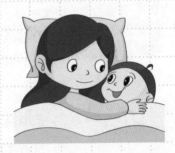

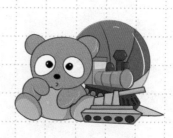

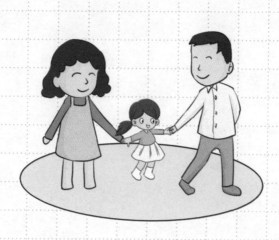

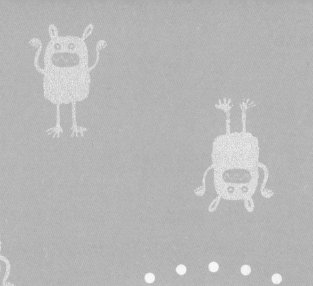

第1章

孩子，你可以自己来

——点滴付出，收获进步

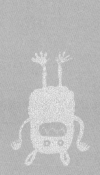
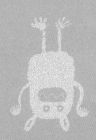
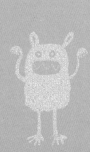

家有孤独症儿童

家有孤独症儿童，是令许多父母揪心的事情。他们"与众不同"地生活在"另一个世界"，像星星一样纯洁，所以被称为"来自星星的孩子"。他们也是可爱的孩子，只是需要另一种生活方式。

与正常儿童不同，孤独症儿童基本的生活能力很难随着年龄增长而提升，需要积极有效的训练来协助，才能适应正常的生活。

比如，有很大一部分孤独症儿童挑食、偏食，大小便行为异常。在如厕方面表现为不去厕所、不蹲厕所、尿频、脱光衣服大小便、便秘等。还有的孤独症儿童睡觉太少或不能关灯睡觉。这些不良的生活习惯不仅给家庭带来很多抚养上的负担，更使得家长对孩子的所有能力都估计过低。而有些家长总把眼睛盯在孩子的学习能力上，花很大的力气教识数、认颜色、比大小，却忽视了孩子吃饭时要人喂、不会自己穿衣服等问题。

针对此类问题，家长要多从自己的身上寻找原因。

1. 不是他不会，而是没有教	2. 不是教不会，而是没教对
从来都不敢放手，总想着他是个特殊的孩子。	有的家长曾试图教孩子自理，但由于不成功，就得出结论：孩子就这样了，根本教不会。
在训练一段时间后发现：原来不是他不会，而是没有教。	实际上，生活能力和习惯的训练与辅导比提高学习能力更为重要，而往往由于教的方法不对，所以收效甚微。

对于有孤独症儿童的家庭来说，不要把孤独症看作是一种病，它只不过是一种障碍，每个人都有自己的障碍，只是体现的方式因人而异。当孩子的自理能力欠缺时，家长要有足够的耐心，寻找孩子的特点，加强训练。孤独症儿童与普通孩子的教育是一样的，只是方法不同而已。

一般来说，教孤独症儿童学习自理是一个循序渐进的过程，可以分为 3 个阶段：

第一阶段	观察孩子的特性，针对弱项进行分级训练。
第二阶段	分步骤示范，把顺序、方法解释清楚；实践操作，加强模仿和联系能力；不断强化，反复多次地练习。
第三阶段	当孩子懂得动作的顺序、具体操作方法后，将各个环节连成链条，训练孩子活动的连续性和完整性。

在实践中，孤独症儿童的学习虽然进步缓慢，但只要你能坚持，就会发现他们也在一步一步努力地改变自己。作为家长，如果整天沉浸在悲观的情绪中，孩子不但不能进步，反而会逐渐退步。只有多发现孩子身上的闪光点，慢慢增加自信，依靠自己的力量去帮助孩子、训练孩子，他才能有康复的希望。

 孤独症儿童不能自理的表现

生活自理是一个人最基本的生存能力，然而对于孤独症儿童来说却比较困难。比如，有些孤独症儿童在洗手、穿衣、吃饭时都需要家长的帮助。在这里，我们从孤独症儿童进食、如厕、穿衣、洗漱、睡眠、家居整理六个方面来逐一剖析，从而有针对性地予以矫正和训练。

进食

  孤独症儿童在进食时，有特殊的表现。他们偏食严重，影响身体健康；吃饭时使用餐具都是固定的动作。如果不加以矫正，不仅会影响其认知能力、自理能力以及进食情绪，还会产生进食的心理障碍。具体来说，在进食方面，他们常常表现为：

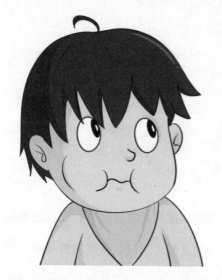

1. 含着食物，不吞咽

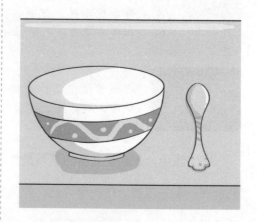

3. 坚持使用指定的餐具

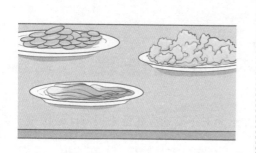

2. 偏食或只吃一种颜色的食物

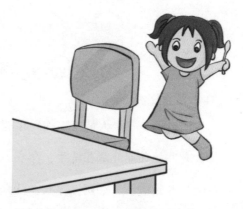

4. 进食时走来走去，不能安坐

如厕

孤独症儿童在如厕时，往往不懂得如何表达上厕所的需要，也害怕监护人用厕纸擦拭。如厕训练是为了提高孤独症儿童必须具备的生活自理能力，训练的目的不只是上厕所，还有上厕所过程中一连串的行为。具体来说，孤独症儿童在如厕方面，常常表现为：

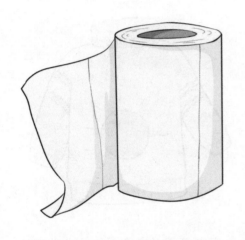

1. 不懂得表达如厕的需要

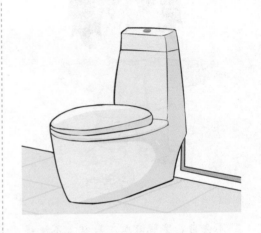

3. 拒绝坐马桶

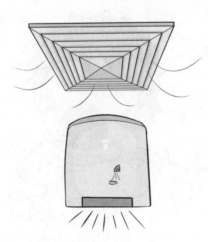

2. 害怕听到冲厕以及厕所内排气扇或干手器发出的声音

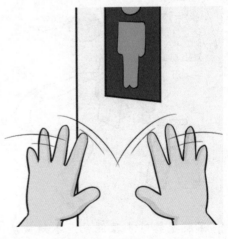

4. 拒绝去陌生厕所如厕

穿衣

生活中，我们会发现孤独症儿童在穿衣这件事上，也令父母或监护人感到头痛。他们常常表现出对特定颜色的喜好，穿衣服、鞋袜时弄错正反，不知道拉拉链等。常常表现为：

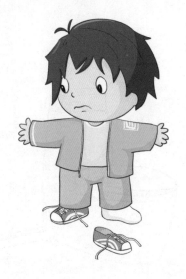

1. 不会自己穿脱衣服、鞋袜，不懂得系扣子和拉拉链

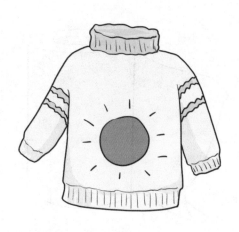

3. 坚持穿某种颜色、款式或材质的衣服，如羊毛衣

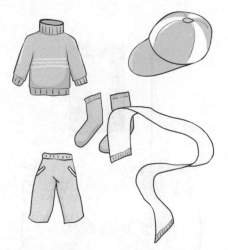

2. 穿脱衣物时步骤混乱，不知该从哪里开始

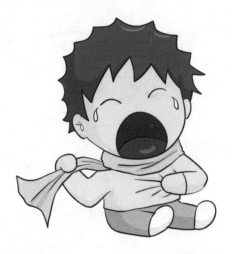

4. 不喜欢穿长袖衣服，不喜欢戴围巾、帽子

洗漱

洗漱训练对于孤独症儿童来说也是一项必要的技能训练，因为他们在日常洗漱中存在不同程度的障碍与抗拒心理。家长可以先从洗手开始，然后将目标分解成若干个环节，对照孩子的行为，看哪个环节有问题，以采用不同的方法进行训练。一般常表现为：

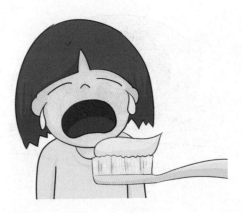

1. 不喜欢刷牙

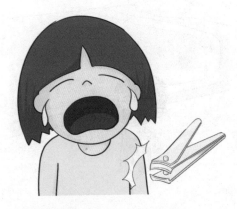

3. 抗拒剪手指甲和脚指甲

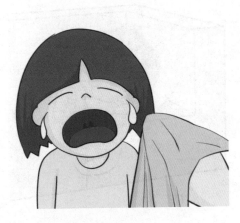

2. 抗拒使用毛巾擦身体

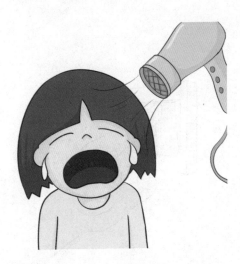

4. 不喜欢剪头发，更不能接受用吹风机吹头发

睡眠

睡眠障碍在孤独症儿童身上较为普遍，其原因在于哄睡困难。比如，对普通孩子管用的安抚、沟通甚至吼叫，在他们身上效果不大。因为社交障碍，不善表达，哭闹成为他们睡前最常有的表现。具体来说，在睡眠方面，常常表现为：

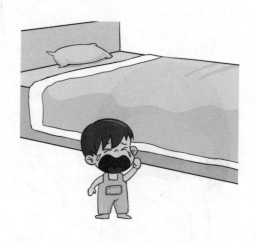

1. 不听指令，上床困难

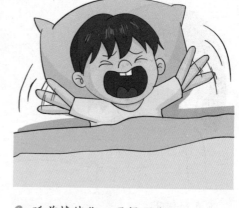

3. 睡前情绪化、哭闹不止

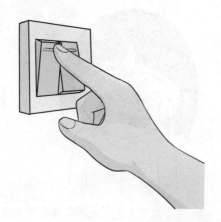

2. 喜欢不停地开灯、关灯

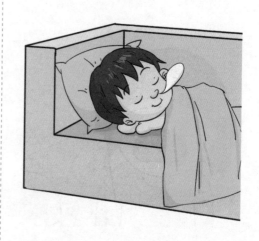

4. 喜欢睡在沙发或地板上

家居整理

当孩子掌握了进食、如厕、穿衣、洗漱等基础自理技能后，便可以引导孩子把所掌握的技能运用到生活中，如收拾物品、清洁家居、到快餐店用餐、到理发店剪发等，以增强儿童独立生活所需的能力。但在训练孩子掌握家居技能的同时，也要明白他们在居家方面常有以下障碍：

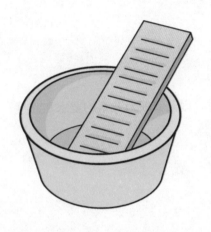

1. 不能掌握日常用品的使用方法

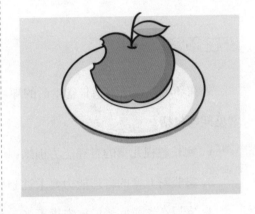

3. 坚持物品摆放在特定位置

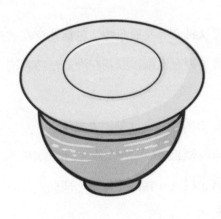

2. 收拾物品时位置混乱

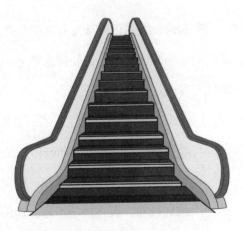

4. 拒绝乘坐扶手电梯

影响自理能力发展的因素

自理能力的发展和儿童的心理、生理、体能以及智能发展息息相关。很多家长觉得应该给予孤独症儿童更周到、更全面的照顾，但有时正因为家长的过度爱护，才导致孤独症儿童的自理能力越来越差。那么，具体有哪些因素会影响他们自理能力的发展呢？

外在环境因素

外在环境因素通常指日常生活的环境安排，以及家长对儿童的要求和态度。常见问题包括：

1. 家长忽视儿童的自理能力训练；

2. 家长对儿童的自理能力要求过分严苛；

3. 家居布置或家居设施安排不当；

4. 生活常规混乱及训练方法不正确。

个人成长发展因素

个人成长发展因素涉及儿童的生理、心理及机能等发展范畴，包括儿童在感觉机能、小肌肉技巧、认知概念等方面的发展是否有困难，以及在沟通技巧和情绪行为方面是否存在问题。

1. 感觉机能：感觉经验不足、姿势控制能力弱、动作计划能力欠佳；

2. 小肌肉技巧：伸展及抓握技巧欠佳、手眼协调欠佳、双手协调欠佳、手指欠灵活；

3. 认知概念：身体概念模糊、视觉空间概念混乱、物品操作概念薄弱；

4. 沟通技巧：表达技巧不足、理解能力欠佳；

5. 情绪行为：行为固执、适应力弱。

如何在家庭中训练孩子的自理能力

有些家长认为自理能力是长大后的事，以后自然就会了，反而更注重孩子知识技能的掌握。其实不然，孤独症儿童在小时候的可塑性较强，是自理能力培养的关键期。家长作为引导者，要遵循儿童身心发展规律，找出最适合孩子的训练模式，陪他一起成长。

目标分解，注重实操

意大利幼儿教育家玛丽亚·蒙台梭利曾说过："我看过了，我忘记了；我听过了，我记不清了；我做过了，我就记住了。"这充分说明动手对孩子学习的重要性。同样地，在培养孤独症儿童的生活自理技能中也一定要重视"做"的过程。

任何一项生活自理活动都可以看作一个大目标，我们可以将大目标分解为几个小目标，再将某项活动分解为若干个环节，然后根据环节逐一进行训练。我们可以从第一个环节开始，也可以从最后一个环节开始，具体操作方法如下：

分步骤示范	将自理活动演示给孩子看，把动作顺序、方法解释清楚。
语言提示	用简短的语言进行必要的提示，让孩子初步了解完成基本动作的要领。
实践操作	让孩子自己去模仿、重复练习。

比如洗手，我们一般会要求孩子在饭前、便后洗手，同时还会教他们如何才能洗得干净，若要求孤独症儿童在短时间内也养成这种习惯、掌握正确方法，显然很难。他们有的动手能力差，甚至打不开水龙头；有的能打开水龙头，却对香皂的味道敏感，吃或舔香皂……基于此，我们可把洗手这一目标动作分解为：

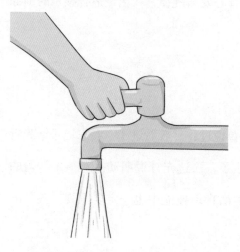

1. 打开水龙头

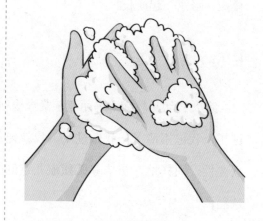

3. 加点水，用力搓出泡沫

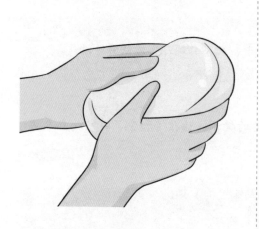

2. 把香皂打到双手上

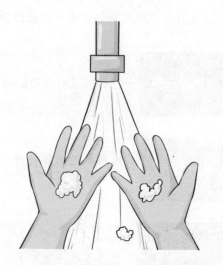

4. 用清水冲洗干净

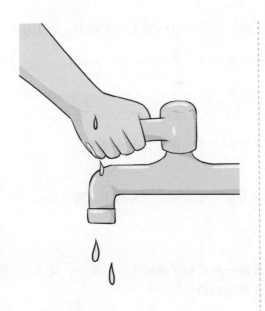

5. 关上水龙头

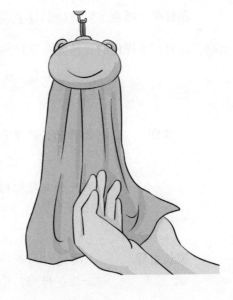

6. 用毛巾擦干手

根据上述步骤，家长可以逐一示范给孩子看，然后让他们进行反复练习。这样经过一段时间的系统训练后，大部分孤独症儿童便能掌握洗手的基本方法了。

在训练的过程中，家长要注意，孤独症儿童动作不灵活、准确性较差，有时尽管讲解得非常详细，但他们还是不会像正常孩子那样容易掌握，所以需要耐心指导，不能急于求成。当每个环节都能完成得很好时，再将各个环节串联起来，训练孩子活动的连续性、完整性。

及时奖励，增强自信

每个孩子都希望得到赞赏，恰如其分的表扬可以调动孩子学习的积极性，增强其自尊心和自信心。孤独症儿童情感脆弱，学习较慢，对于他们的一点点进步，家长都不可忽视。

在日常生活中多发现他们身上的闪光点，在培养自理能力的过程中，给予及时、适时、多样化的表扬会有很好的效果，这里以"学习系纽扣"为例：

学习系纽扣	
表现	刚开始，孩子自己系上扣子了，但位置却系错了。
家长引导	首先要肯定他的独立意识，表扬他："真能干，能自己系上扣子了。"
	接着进行纠正："只是一颗小扣子进错了门，宝贝，再来一次，好吗？你一定做得到的！"
	当孩子完成任务时，及时给予物质或精神上的奖励。

获得成功的愉悦感是推动孤独症儿童提高生活自理能力的动力，当孩子取得点滴进步时，家长要及时给予鼓励，这会使孩子对自己的能力建立信心，成为激励他自觉掌握自理能力的强大推动力。

有时孩子的自身能力是有限的，无法达到预期目标，家长要耐心细致地引导，还可以安慰他"你行的""慢慢来，别着急"，适时地拥抱孩子，让他们感受到心与心的交流，就会更努力地去完成任务。

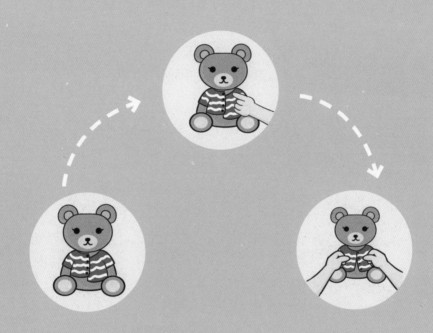

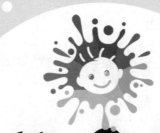

第2章

进食训练与游戏

——独立吃饭

进食问题"大排查"

进食困难是孤独症儿童常见的表现。比如挑食、动作笨拙、进食缓慢、不能久坐等，甚至在进食过程中，发生哽噎、呕吐，无法吐出食物中的核或骨头。这种进食障碍常令父母或监护人担惊受怕，针对这些问题，我们既要宽容对待，也要"有的放矢"地去训练和改变。

孤独症儿童进食障碍调查表		
序号	表现	调查记录（√或×）
1	挑食，只吃具有某些味道、温度、颜色或质感的食物	
2	抗拒陌生的食物	
3	坚持只使用某些餐具	
4	不喜欢咀嚼食物，只能勉强把食物吞咽下去	
5	进食时容易哽噎，甚至呕吐	
6	经常有食物残留在口中	
7	未能吐出食物内的核或骨头	
8	使用餐具时，方法混乱	
9	使用餐具时，动作笨拙	
10	进食时走来走去，不能安坐	
11	进食意欲欠佳，速度缓慢	
12	不肯自行进食，经常依赖家长的协助	

进食技能训练

由于孤独症儿童容易有沟通障碍，家长形成了错误的观念——认为给孩子讲道理，他不可能懂，家长也就忽略了对孩子进食习惯的训练。殊不知，这样的做法是错误的，也容易形成恶性循环。孤独症儿童需要具备良好的进食习惯，这不仅是其获得健康的基础，也是适应社会的开始。训练孤独症儿童进食需从以下 3 方面入手。

一、养成坐在餐桌旁就餐的习惯

"不能坐在餐桌旁吃饭，或坐下来就跑，或叫回来刚坐下又跑开"，这是许多孤独症儿童常有的表现。家长们遇到这些情况时，总认为在哪里吃都一样，只要把饭吃下去就行。但长此以往，只能助长孩子的不良习惯和行为，让他认为这样到处跑着吃饭"本该如此"。因此，良好的吃饭行为，应该从坐在餐桌旁开始。

1 固定就餐的时间和地点

要确定孩子每日三餐的时间和地点，并严格遵守。家长只有到吃饭时间才把食物放在餐桌上，帮助孩子逐步养成有规律的进餐习惯。

> **刚开始训练时要注意几点：**

1. 选择固定的地点应该以不利于孩子跑开为原则。

2. 要在孩子起身准备跑开之前，抢先运用身体辅助，将孩子按住。如果等孩子站起来跑开再追回，孩子的错误行为已经产生，再去纠正，训练效果将大打折扣。

3. 要不厌其烦地坚持下去，即使孩子采取多种形式反抗也不要放弃。

2 循序渐进

刚开始训练时，孩子会用哭闹、不吃饭、在地上打滚儿，甚至发出怪声来反抗，这就要求家长以训练为重，坚持不懈地努力。不仅如此，还要求家长注意训练的技巧，主要包括：

1. 最初训练时，用孩子喜欢的食物吸引他。当他不配合时就立刻将食物拿走，让孩子明白，要想吃，就要坐到固定的位子上。

2. 降低难度，逐步增加进食的数量和坐在餐桌旁的时间。开始只拿一点点，但是一定要求孩子坐着吃下去。吃完可以让孩子走开一小会儿，再吃第二口饭。这样做的目的是让孩子逐步理解家长的要求是要他坐着吃完饭，只有坐着吃完饭后，他才可以走开，逐渐训练孩子的完成感。

3. 要明确地表扬孩子每一次的配合。家长要用期待和鼓励的眼神提示孩子，还要发自内心地表扬。

3 适当惩戒

在训练中，家长往往会因为心疼孩子而放弃训练目的和原则，对孩子妥协和迁就。这样做带来的问题是，以后若想训练孩子，只会让孩子产生更强烈的反抗，所以在训练的过程中应该适当给予惩戒。惩戒可以让孩子在短时间内知道应该做什么，不应该做什么。在惩戒时要根据不同情况区别对待：

第一种情况：孩子就是不到固定的地点，或者到固定地点后，就是不坐下，这时就需要强迫。

第二种情况：能坐在固定地方，就是不张口吃饭，连平时喜欢吃的也不吃。这时就需要训练者狠下心来，让孩子不吃也要在那里坐着，一顿、两顿……变化就会在潜移默化中发生。

二、学会独立就餐

孤独症儿童进食的能力虽然会停留在某个阶段或发展缓慢，许多孩子还会出现一些异常的行为，但是经过有效训练，他们也能学会自己就餐。

① 准确评估孩子的能力基础

这些能力基础与就餐密切相关，如抓、握、捏、夹的能力，小肌肉运动能力，手眼协调能力，持物模仿能力等。只有掌握了孩子的能力基础，才能找到训练孩子独立就餐的基点，为制订训练计划找准方向。

② 分解训练步骤，辅助孩子完成每一步

尽量将大目标分解为小目标，再将小目标细分到最小，这样可以尽可能减少孩子的挫折感。例如，孩子能握住勺子，但时间不长，也不能将饭舀起送到嘴里。训练时，家长可以将步骤分解如下：

第一步：家长将饭和菜舀好放在勺子里，然后辅助孩子握住勺子将饭送到嘴里；

第二步：家长逐渐减少辅助，让孩子自己将饭送进嘴里；

第三步：训练孩子自己舀饭，起初只要将勺子插进饭里即可，之后再要求舀起；

第四步：让孩子一手扶住碗，一手拿勺，自己吃饭。

看似简单的吃饭过程，对于孩子而言，也许要很长时间才能完成，家长不可懈怠和气馁，坚持下去才能见效果。

3 加强辅助性项目的训练

对于手部动作极不灵活的孩子，要在吃饭时间之外强化进行辅助性的训练。这些训练内容包括：抓握能力训练，如抓吊单杠、手提重物、舀豆子等；小肌肉运动能力训练，如串珠子、插木棍、用不同的手指捡豆子等；手眼协调能力训练，如穿线板、抓滚动的珠子、摆拼图等；双手协调训练，如拧瓶盖、撕食物包装袋、搬东西等。

三、纠正偏食习惯

孤独症儿童偏食现象十分普遍，有的孩子只吃素菜，不吃荤菜；有的只吃面条，不吃其他食物；有的只吃绿色菜，不吃其他颜色的菜；有的天天只吃两三样，其他不吃；等等。这不仅给孩子的身体造成营养不良，也容易影响孩子其他能力的提升和心智的发展。所以，纠正偏食十分重要。

1 转变家长观念

有些家长认为，孩子就喜欢吃这个，不喜欢吃那个；有些认为这是天生的，或是孩子生病造成的。实际上，孤独症儿童偏食不仅与他们的认知障碍有直接关系，还取决于家长在生活中对孩子饮食习惯的引导和矫正能力。所以要让家长理解，孩子的偏食应该纠正，而且一定能够纠正。

2 创造纠正偏食的条件

要纠正孩子的偏食，就要在生活中为孩子创造一种有矫正作用的条件，减少或消除认知障碍对孩子的进食行为造成的干扰。

1. 逐步改变孩子吃零食的习惯。

（1）加强食物管理，减少给零食的次数和每次的分量。不论孩子如何抗拒，都不能满足他想要多吃的要求。

（2）转化零食的作用。让孩子做一件事，完成后才可以得到他想得到的东西，将单纯的吃零食转变成将零食作为强化物使用。

2. 适当安排正餐饭菜的品种和分量。

（1）不要一次摆上许多品种。每次只要两样就可以，不要给孩子太多的选择。而且，每次都应该将饭菜分成小份，鼓励孩子一份一份地吃完。

（2）不要只做孩子爱吃的饭菜。纠正孤独症儿童偏食的关键，是让孩子接受没有吃过的食物，改变孩子的刻板行为，提高孩子的味觉功能。

3 坚持原则，注重强化

纠正孤独症儿童的偏食问题与纠正他们的行为问题同等重要。但是要让他们接受不喜欢吃的食物，会遭到强烈的反抗。在这种情况下，家长一定要坚持原则，注重强化。

1. 坚持原则。家长不要向孩子的哭闹甚至"绝食"行为妥协，只要妥协一次，就等于给以后的纠正增加难度。

2. 注重强化。当孩子吃下不喜欢吃的东西时，家长要及时奖励，强化他这一行为。可以选择孩子特别喜欢吃的饭菜作为强化物，让他逐渐理解"先吃了这个，才能吃那个"，如果哭闹或不吃，那喜欢吃的也就没有了。

孤独症儿童的进食习惯训练比正常儿童要难上加难，不仅需要家长具备耐心、爱心、恒心以及训练技巧，更需要具备常人不能理解的"狠心"。在训练的过程中，我们要坚信：只要掌握方法，坚持原则，孤独症儿童也能建立良好、规范的进食习惯。

进食训练的步骤

吃饭的步骤

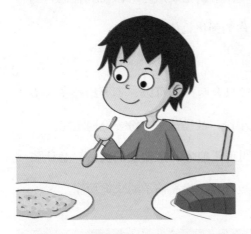

1. 安稳地坐在餐椅上，手拿好勺子

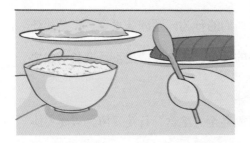

2. 一只手握着勺子，一只手扶着碗坐好

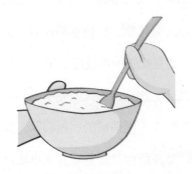

3. 右手用勺子舀起食物，左手稳定扶碗

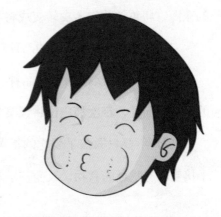

4. 把舀起的食物放到嘴里，咀嚼并咽下

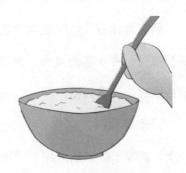

5. 将勺子放回碗中继续舀起

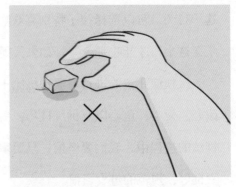

6. 掉到桌上的食物不要用手捡

喝饮料的步骤

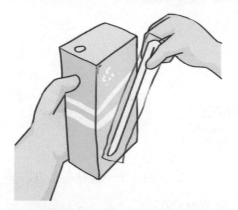

1. 拿起饮料盒，把旁边的吸管取下来

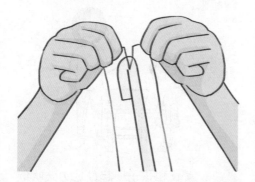

2. 两只手把吸管外部的塑料包装撕开，取出吸管

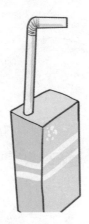

3. 把饮料盒放在桌上，一只手把吸管插入小孔

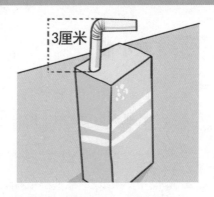

4. 吸管前段放入后，保持在盒外 3 厘米左右

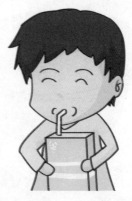

5. 双手拿起饮料盒，用吸管喝饮料

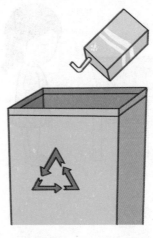

6. 喝完后将饮料盒扔进垃圾桶

进食游戏与训练

游戏 1 吹小船

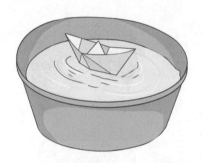
适合年龄 3～6岁

目标

改善口腔肌肉运动发展，提高口腔肌肉的张力。

操作要点

1. 家长用 A4 纸折一只小纸船，在盆里放些水，将纸船放进去。

2. 将盆放在凳子上，高度以适合孩子身高为宜。

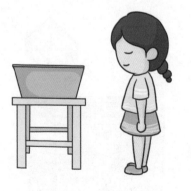

3. 家长和孩子一起站在盆边，家长可以问孩子："有没有办法让小船跑起来？"

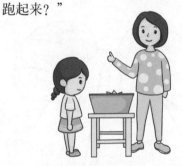

4. 家长和孩子一起鼓足力气吹纸船，看谁吹得远，让孩子学习吹的动作。

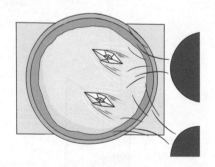

👉 **活动延伸**

当孩子学会吹的动作后，可以教他练习吹泡泡。

游戏 2　捉海鲜

适合年龄
3～6 岁

目标

让孩子学会双手配合运用，学习捞的动作。

操作要点

1. 准备一个小脸盆和各种动物玩偶，然后在盆中注满水。

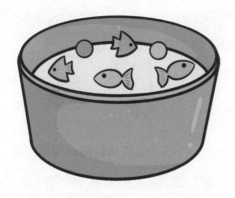

2. 给孩子示范：一手拿小网兜，一手拿容器，用小网兜去水盆中捞玩偶。

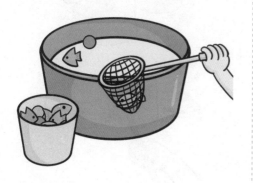

3. 让孩子自己试着玩一次，鼓励他把水盆中的"小鱼""小虾"全部捞到容器中。

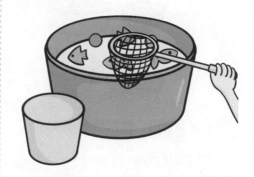

4. 当孩子全部捞完，家长可以给孩子一个大大的拥抱。

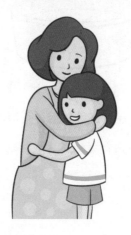

活动延伸

鼓励孩子学会双手配合运用，还可以将小网兜改成小钓钩，让孩子学钓鱼。

27

游戏 3 **炊具音乐会**

适合年龄 3～6岁

目标

让孩子在游戏中认识炊具。

操作要点

1. 准备厨房里的锅、碗、瓢、盆各一个，给孩子介绍一下这些炊具的用途。

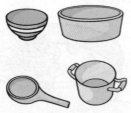

2. 如果可以，依次给孩子演示各个炊具的使用方法。

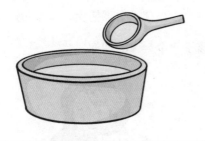

3. 有条件的家庭可以给孩子买一套玩具炊具放在桌子上，让孩子尽情地敲打。

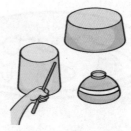

4. 当孩子敲打炊具的时候添加音乐背景，训练他的节奏感，增强音乐感。

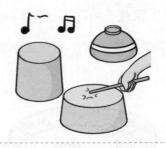

5. 在尝试敲打后，可以根据敲打每种炊具发出的声音来判断音高，按照音高排列炊具的顺序。

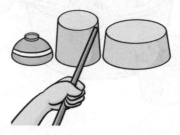

👉 **活动延伸**

除了炊具，孩子还可以敲打一些自己感兴趣的物品，通过发出的音高来排序。

游戏 4　舀豆子

目标

让孩子在游戏中学习使用勺子。

操作要点

1. 把各种颜色的豆子放在一个大碗中，拿着勺子给孩子做示范，用小勺舀出豆子放在另外一个碗中。

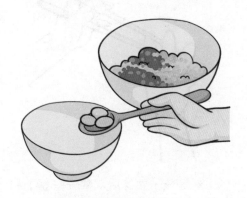

2. 让孩子尝试拿起勺子，舀出尽可能多的豆子。

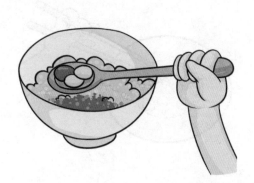

3. 当孩子熟练后，加大难度，让孩子在碗中找出颜色相同的豆子并舀入另一个空碗中。

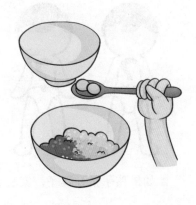

4. 最后，让孩子数一数每个碗中颜色相同的豆子各有多少。

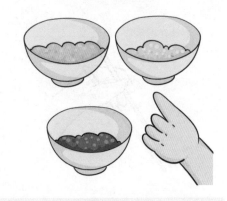

👉 **活动延伸**

加大游戏难度，让孩子用筷子试着夹起豆子，反复练习，不要气馁。

游戏 5 用筷子

目标

让孩子掌握筷子的使用方法。

操作要点

1. 在教孩子使用筷子前，可以将"筷子"作为谜底以"猜谜语"的形式，吸引孩子的注意力，让孩子猜一猜。

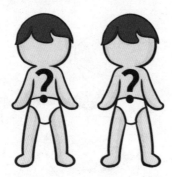

2. 如果孩子猜到筷子，家长就在他面前演示筷子的使用技巧。如果猜不到，不妨引导孩子往"筷子"方面去猜。

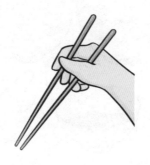

3. 孩子跟着家长一起做，家长一边辅导，一边纠正孩子错误的手法。

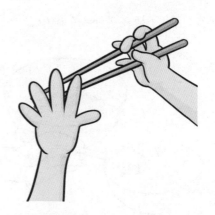

4. 等孩子熟练后，拿一些豆子和玉米粒来加强练习。

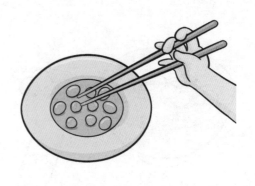

👉 **活动延伸**

在家里吃饭时，故意收起勺子，让孩子通过使用筷子来锻炼手部肌肉。

游戏6 吃饺子

适合年龄
4~6岁

目标

让孩子养成不浪费食物的好习惯。

操作要点

1.家长和孩子比赛吃饭,规则是:不要求吃得快,只要求保持干净。

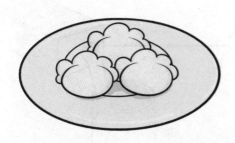

2.比赛开始,家长和孩子一起吃饺子,每次只吃两三个,不要求速度,但必须保持衣服、桌面干净。家长可以在比赛过程中故意把饺子掉到桌上,让孩子有信心赢得比赛。

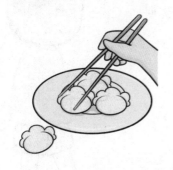

3.吃完后,可以跟孩子一起站到镜子前照照,看看谁最干净。

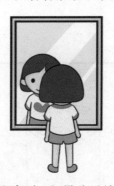

4.在比赛时,如果孩子处于2~4岁的阶段,允许他用干净的手拿着吃,这样孩子在吃食物的时候不会撒落太多,对比赛更有兴趣。

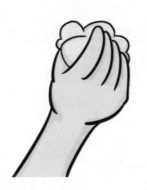

👉 **活动延伸**

一起比赛吃更有难度的面条吧,看看孩子是怎样最大限度地保持清洁的。

游戏 7 请喝茶

适合年龄
4～6岁

目标

训练孩子双手拿杯子的能力。

操作要点

1. 准备一个杯子，放在孩子抬手便能够到的桌子上。

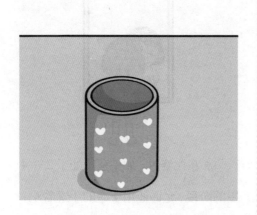

2. 慢慢地在杯中倒入果汁。

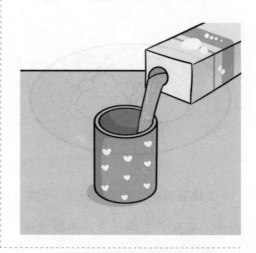

3. 倒完后，要求孩子走过来，独自拿着杯子返回座位饮用。

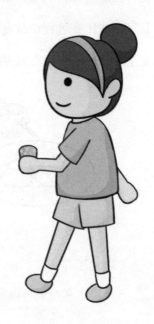

👉 **活动延伸**

若孩子的动手能力较佳，可以用纸杯或较薄的塑料杯，以增加拿杯子的难度。不过一定要注意水温，千万不要烫着孩子。

游戏 8 吐舌头

目标

帮助孩子锻炼脸颊肌肉。

适合年龄
4~7岁

操作要点

1. 家长用孩子喜欢的玩具吸引其注意力，然后教他吐舌头。

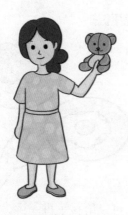

2. 若孩子没兴趣，家长可以利用孩子喜欢的食物，如海苔来进行练习。

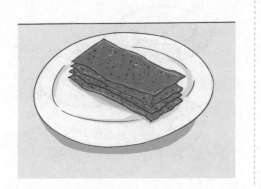

3. 将海苔放在孩子鼻子下方，引导他伸舌头去够海苔。

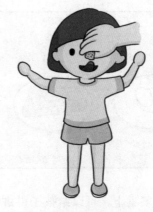

4. 当孩子成功将海苔吃到嘴里后，及时鼓励他，并继续练习。

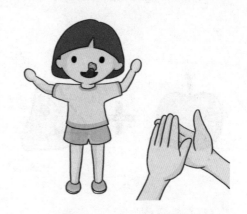

👉 **活动延伸**

升级游戏，除了海苔，还可以换成小饼干、杧果干、葡萄干等。

游戏 9 吃早餐

目标

让孩子养成健康的饮食规律。

操作要点

1. 每天早上，家长和孩子准时坐在餐桌前享用早餐。

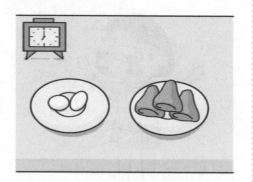

2. 在餐桌上，可以给孩子讲讲吃早餐的好处，并告诉他早餐要吃水果和粗粮，要经常换花样吃。

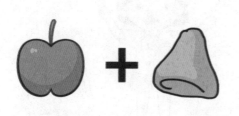

3. 吃饭时，可以问问孩子最喜欢的早餐是什么，最不喜欢的是什么，并说说原因。

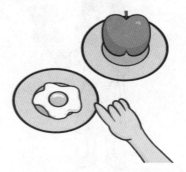

4. 可以给孩子讲一讲，春节吃饺子、元宵节吃汤圆、端午节吃粽子的传统习俗。

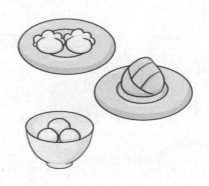

👉 **活动延伸**

爸爸妈妈可以和孩子一起制订早餐计划，找出大家都喜欢的食物，做到科学搭配，营养均衡。

游戏 10 珠子画

适合年龄
4～7岁

目标

训练孩子用前三指握汤匙。

操作要点

1. 家长可以提前准备一次性纸盘，并展示"拿着汤匙"的动作图作为提示。

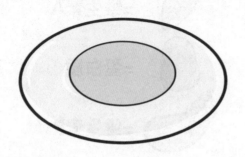

2. 提示孩子用前面三个手指握住汤匙。

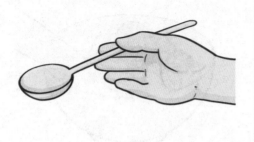

3. 让孩子把沾有水彩的珠子从颜料盘中舀起放进纸盘中。

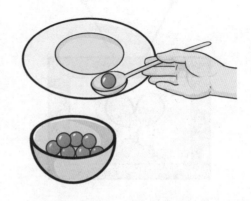

4. 摇晃纸盘，让珠子在纸盘中随意滚动，画出美丽的图画。

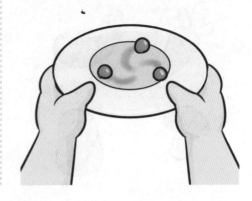

活动延伸

我们还可以将珠子替换成其他物品，尽可能地锻炼孩子自己去操作。

游戏 11 我爱吃蔬菜

目标

加强孩子的营养，让孩子养成爱吃蔬菜的习惯。

操作要点

1. 给孩子播放关于蔬菜生长的纪录片，或者亲手栽种一些绿叶菜。

2. 看完纪录片后，给孩子讲讲每种蔬菜所含的营养价值。

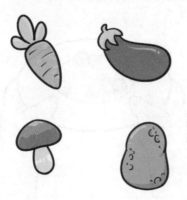

3. 让孩子知道每种蔬菜都有不同的营养价值，不能偏食。

 **=维生素A**

 =蛋白质

 =维生素P

4. 和孩子一起洗菜、切菜，并亲手拌一盘蔬菜沙拉。

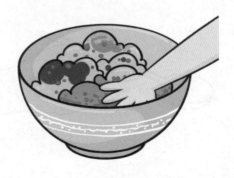

👉 **活动延伸**

让孩子说一说自己最喜欢的蔬菜，并描述它的外形和营养价值。

游戏 12 我爱喝水

目标

让孩子养成多喝水、少喝饮料的习惯。

适合年龄
5 岁以上

操作要点

1. 给孩子讲有关水和身体的绘本，告诉孩子水在身体里所起的作用。

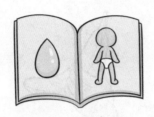

2. 如果孩子不爱喝水，可以和孩子一起做运动，孩子运动出汗后肯定会大口喝水。

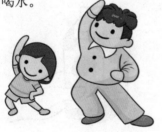

3. 可以问孩子："做过运动之后会不会感到口渴？喝过水后感觉怎么样？"

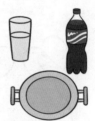

4. 如果孩子认为白开水和饮料都是水，都可以解渴，妈妈不妨和他一起做个小实验。

5. 把一瓶可乐倒入锅中，然后用小火煮，锅底最后形成黏稠的糖浆。家长可以告诉孩子这些糖浆不仅伤害牙齿，长期食用，对身体也会造成损伤。

👆 **活动延伸**

父母可以带孩子一起观看有关水的科普视频，让孩子了解人体对水的需求。

游戏 13 分享食物

适合年龄
5 岁以上

目标

培养孩子学会跟别人分享食物。

操作要点

1. 爸爸拿出一块长方形饼干，并把饼干分成相等的两块，爸爸一份，孩子一份。

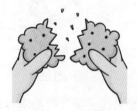

2. 妈妈拿出一个苹果，和孩子一起将苹果切成相等的两份，妈妈一半，孩子一半。

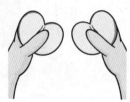

3. 爸爸拿出一根香蕉递给孩子，让孩子试着分成相等的两份。

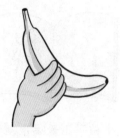

4. 妈妈给孩子一瓶饮料，让孩子想想该怎样平分。

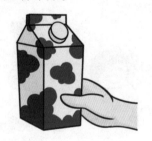

5. 可以告诉孩子，拿两个相同的杯子，在杯子中倒入相同高度的饮料，这样就可以平分了。

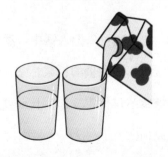

👆 **活动延伸**

大包的瓜子、糖果都可以引导孩子按照数量、体积平分。

游戏 14 冰箱寻宝

目标

适合年龄 6 岁以上

通过游戏，让孩子知道冰箱可以冷藏食物，同时提高孩子的观察力和记忆力。

操作要点

1. 把孩子叫到冰箱旁，告诉他冰箱的用途。

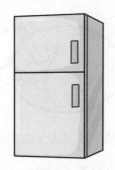

2. 让孩子看看冰箱内的分布情况，边看边介绍：第一层有苹果、鸭梨、橘子；第二层有牛奶、饮料；第三层有鸡蛋等。

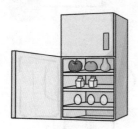

3. 家长可以悄悄地把冰箱里的一部分东西拿走，然后打开冰箱，问孩子："什么东西不见了？"

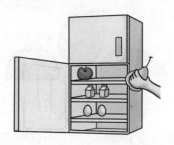

4. 引导孩子一层一层地寻找；或者让孩子先记住其中一层的物品，再引导他寻找。等孩子熟悉游戏后，再逐渐扩大搜索范围。

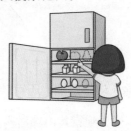

活动延伸

孩子对冰箱内的物品熟悉后，可以改变区域，如衣柜，让孩子寻找上衣、裤子或白色、粉色的衣服，以此训练孩子的观察力。

游戏 15 切水果

适合年龄 6～9岁

目标

让孩子了解水果的内部结构，养成平时多吃应季水果的习惯。

操作要点

1. 拿出两个猕猴桃，一个横切，另一个竖切。让孩子观察哪个是横切面，哪个是竖切面。

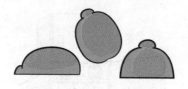

2. 如果是 6 岁以上的孩子，可让他自己动手操作，用小刀按照不同的切法来切猕猴桃，并观察其内部结构。在操作时注意用刀安全。

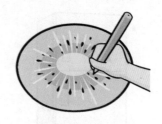

3. 切完水果，可以和孩子分别画出猕猴桃的切面图，看看谁画得最像。

4. 给孩子讲解水果内部的结构，和孩子一起读相关的绘本。

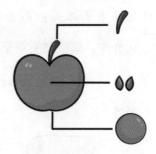

5. 除了切猕猴桃，还可以切开苹果、梨、桃子等水果，观察其内部结构。

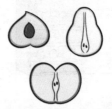

👉 **活动延伸**

家长可选择合适的机会带孩子去郊区采摘水果，在玩乐中了解水果的生长习性。

游戏 16 **做月饼**

适合年龄
8 岁以上

目标

让孩子了解中秋节的传统习俗，学会做月饼。

操作要点

1. 做月饼时，可以给孩子讲《嫦娥奔月》的故事，吸引孩子的注意力。

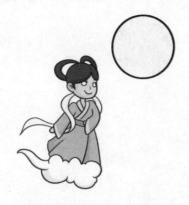

2. 也可以拿出家里的相册给孩子看，一起回忆每年的中秋节全家都在做什么。

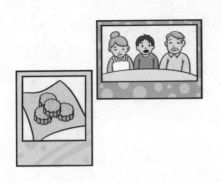

3. 和孩子聊聊他最喜欢什么馅儿的月饼，并和孩子一起尝试着做月饼。

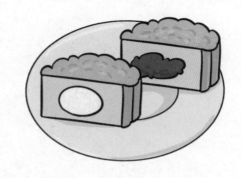

4. 指导孩子选择喜欢的模具、饼皮和馅料，用面团轻轻包好馅料放入模具印出漂亮的花纹，再放入烤箱烘烤。

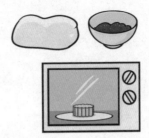

👉 **活动延伸**

鼓励孩子把自己制作的月饼送给别的小朋友品尝，并给小朋友讲制作月饼的过程。

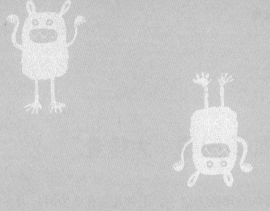

第**3**章

如厕训练与游戏

——如厕的烦恼

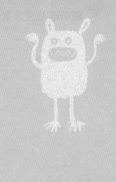
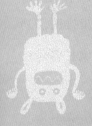
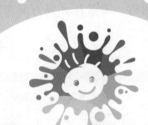
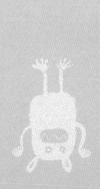
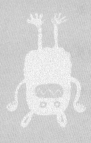

如厕问题"大排查"

如厕是每个孩子最重要的自理能力之一。正常儿童在 3 岁时,大多数都能独立排尿;4 岁时,能独立排大便;6 岁时,已明确地知道应当在卫生间里排便。而孤独症儿童由于感知上的障碍,常常在如厕方面表现出以下问题,令家长感到措手不及。

孤独症儿童如厕障碍调查表		
序号	表现	调查记录(√或×)
1	经常出现便秘或大小便频繁的情况,如厕时间不规律	
2	喜欢在家中某些固定位置(如角落、地板)如厕,或坚持在尿片上如厕,不肯用便盆或坐便器	
3	拒绝进入厕所,害怕听到冲厕或厕所内排气扇、干手器发出的声音	
4	不能成功坐在坐便器上如厕	
5	不能接受粗糙的厕纸摩擦	
6	不懂得表达如厕需要	
7	不能自行整理衣物及洗手	
8	抗拒到陌生的厕所如厕	
9	脱光衣服大小便	

如厕技能训练

孤独症儿童能否独立如厕，不仅是家长的护理重任，更是孤独症儿童在成长过程中，需要逐步具备的自理能力。

一、如厕行为链

如厕对于正常人来说，是一件非常普通的事，但对孤独症儿童来说，却不是一件简单的事。在训练孤独症儿童生活自理能力时，如厕是一项重要而独立的内容。训练的目标不只是排尿或排便，而应是从有便意到便后处理的一系列行为。因此，训练孤独症儿童的如厕技能是一个行为链，是由一环扣一环的行为构成的。

① 第一阶段：感知及传达

·有便意——感觉到自己要大小便。

·会传达信号——能用蹲下、手摸裤子、行动突然停止、发呆、打寒战、咬牙等非语言的动作表达便意。

② 第二阶段：选择场所

·在熟悉的环境（如家里）自己上厕所。

·在不熟悉的环境中（如外面、别人家）有寻找厕所的动作。

·等进入厕所后再排便。

③ 第三阶段：便前及便后处理

能在便前脱下裤子，便后使用厕纸擦净，穿好裤子，冲厕，洗手后走出厕所。

只有以上 3 个阶段的各个环节都能顺利进行时，才可以说孩子已经养成了良好、规范的如厕习惯。

二、如厕的训练

了解到孤独症儿童在如厕方面发生困扰后，应立即进行有针对性的训练，训练时把握技巧和原则是十分重要的。

① 细心观察，及时提醒，辅助到位，持之以恒

1. 细心观察。了解排泄之前的表现以及特别反应（异常反应）。

2. 及时提醒。发现孩子有便意时，及时提醒他"上厕所去"。说话时，要以平静自然的情绪，面带微笑，消除孩子排便的紧张。

3. 辅助到位。当孩子不会如厕时，应带他到厕所，教他如何使用便具、如厕方式步骤等，同时夸奖他"真棒""对极了"，让他明白或感受到这样做是"正确"的。

4. 持之以恒。在反复辅助训练后，要逐渐减少辅助，不断地训练，以达到孩子能独立完成如厕的目标。

② 建立良好、规范的如厕行为

用"正强化"的方式，训练孩子规范如厕。

1. 及时夸奖

当孩子有正确如厕的行为时，马上夸奖说"真棒""是个好孩子"；若孩子无正确如厕行为时，要平静，不要批评，更不能大呼小叫地逼迫他去如厕。

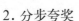

2. 分步夸奖

依如厕行为链的 3 个环节，分别训练，每一个环节成功后就进行奖励。

3. 奖励兑现

在训练时要积极采用社会性的精神奖励，如果应许物质奖励承诺时，一定要及时兑现。

4. 衷心夸奖

用"心"去感动、赞许他，用愉悦的心情和表情去表现夸奖，效果会更好。

③ 对孩子遗便的处理

当孩子尿床、尿裤子或随地大小便时，请不要大声叫喊和责骂，更不能拖拽或拍打。家长应该平静地收拾场地，帮孩子替换好衣裤，然后用严肃的语气对他说"不好，妈妈不喜欢这样"。然后告诉他厕所的位置，并说明"要在厕所里尿"，或把奖励物品展示在他面前，然后移走说"不给你了，因为你尿裤子了"。让孩子明白"尿裤子不能得到奖励"的道理。

④ 为孩子创造良好的如厕环境

为了减轻孩子如厕的忧虑或恐惧，需为孩子提供良好的如厕环境。如便具、便盆的清洁、卫生；便盆的稳定、舒适与方便；冲洗设施使用方便等。也可以设置些让孩子感兴趣的图片、装饰品等，激发如厕的自觉性，并按规范养成如厕自理的习惯。

如厕训练的步骤

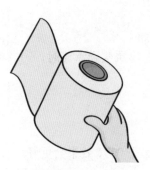

1. 教孩子用动作或手势向父母表达如厕需求

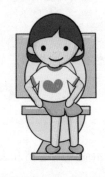

4. 转身坐在坐便器上开始排便

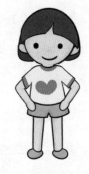

7. 双手握着裤子，站起来并提好，整理好衣服

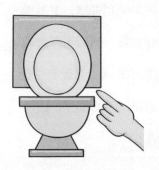

2. 父母带领孩子走到厕所或便盆前

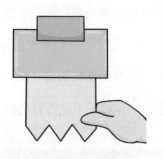

5. 撕下厕纸并折叠好

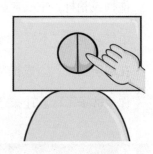

8. 伸手按冲水按钮

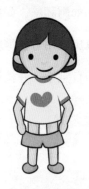

3. 双手将裤子脱到小腿处

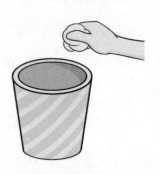

6. 擦干净并把厕纸扔进垃圾桶内

如厕游戏与训练

游戏 1　我会换裤子

适合年龄
3～6岁

目标

让孩子学习更换裤子，并学习如厕表达。

操作要点

1. 家长准备一个手偶，一面是笑脸，一面是哭脸。然后把一条湿的"裤子"（用绒布剪出裤子的形状）用魔术贴贴在哭脸手偶的臀部，并向孩子展示手偶不开心。

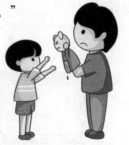

2. 家长对着孩子，动动手偶，并模仿手偶的声音说："'裤子'湿了，我很不舒服。"

3. 让孩子摸一摸湿了的"裤子"，并示意孩子替手偶更换。家长把湿"裤子"脱下来，把一条干净的"裤子"递给孩子，让他贴在笑脸手偶的臀部。

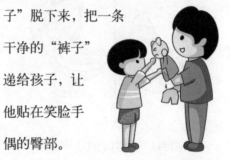

4. 完成后，让孩子看着手偶的笑脸，并用愉快的声音说："很干爽、很舒服。"

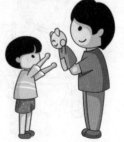

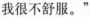 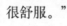 **活动延伸**

当孩子替手偶换"裤子"时，引导他为自己更换湿裤子，并教会他认识裤子的正反面。

游戏 2 我会小便了

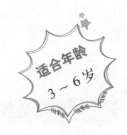
适合年龄
3~6岁

目标

让孩子知道自己的性别，学会正确地小便，保持卫生间的清洁。

操作要点

1. 爸爸带领男孩，妈妈带领女孩参观公共卫生间，让孩子知道男孩、女孩小便的位置。

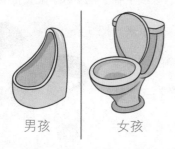

男孩　　　女孩

2. 妈妈给女孩讲解女生正确的小便方式，让孩子说出小便时的动作流程。

3. 爸爸给男孩讲解男生的小便方式，并总结小便的步骤。

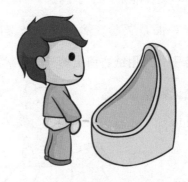

4. 分别让男孩和女孩观看教学视频，学习小便的正确方法，并提醒孩子保持厕所的清洁卫生，不要把小便弄到马桶外。

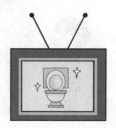

👉 **活动延伸**

爸爸妈妈带着孩子打扫一次家里的卫生间，让孩子体会劳动的辛苦，懂得保持干净的必要性。

游戏 3 撕厕纸

目标

通过对厕所用品的了解和使用，可以让孩子不再抗拒如厕。

操作要点

1. 把一卷厕纸放在桌子上，向孩子示范撕下4格纸。将每格纸都对折两下，然后放在盒子里，为下次使用做准备。

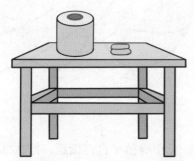

2. 让孩子模仿家长的样子每次撕下4格纸，对折两下，然后放入小盒里待用。

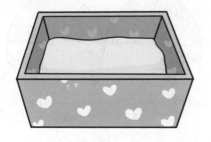

3. 拿一卷厕纸，用手固定住厕纸的纸筒两端，让孩子用手拉出厕纸，并把拉出的纸卷成小筒，一层一层卷好，直到家长手中的纸卷都被抽完。

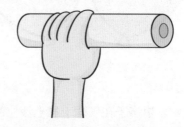

4. 此外，用厕纸玩拔河游戏也是不错的选择。家长和孩子各拿起一端，在保证纸不断裂的情况下，看谁可以获得胜利。

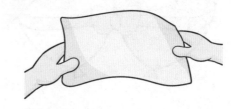

👆 **活动延伸**

由于厕纸纹路清晰，让孩子玩撕厕纸的游戏可以带来一定的触觉刺激。

游戏 4 我会擦屁屁

目标

训练孩子如厕后，自己擦屁屁。

适合年龄 3～6 岁

操作要点

1. 家长可以先准备两个气球，将气球吹起来，扎在一起。

3. 然后吸引孩子的注意力，拿卫生纸擦拭沙拉酱，示范给孩子看。

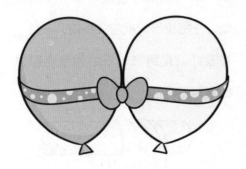

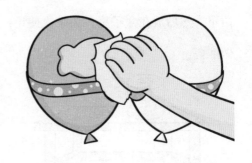

2. 用筷子在气球上抹上沙拉酱。

4. 引导孩子自己撕纸，擦拭气球上的沙拉酱。

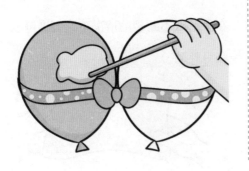

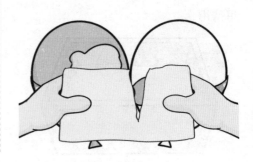

👉 **活动延伸**

家长也可以把气球挂在玩偶熊身上，让孩子去擦拭，增加游戏难度。

游戏 5　提裤子

适合年龄
4～6岁

目标

培养孩子学会如厕后提裤子。

操作要点

1. 早上起床时，先帮孩子将裤子穿到膝部，让孩子自己拉上去。

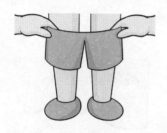

2. 如果孩子做不到，家长就握着孩子的手一起帮他提裤子。

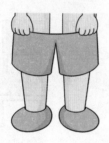

3. 等孩子学会后，可以帮孩子穿上一只裤腿，让孩子试穿另一只裤腿。

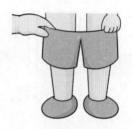

4. 最后把裤子递给孩子，看看他怎样反应，能不能主动穿上。

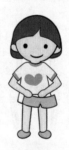

5. 找一条有背带的裤子给孩子试穿，当孩子能自己提起裤子后，教会他如何系背带。

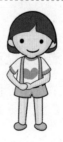

👆 **活动延伸**

有扣子、拉锁的裤子都可以让孩子尝试，看看他能否顺利穿上。

游戏 6 我坐，你也坐

目标

认识马桶，练习坐马桶，让孩子渐渐适应马桶圈。

操作要点

1. 先预备数块厕板形状的纸板，然后准备几把小椅子。

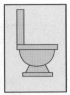

2. 把小椅子排成一排，然后在每张椅子上贴上厕板形纸板。

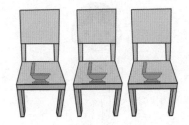

3. 给孩子穿一些布料较薄的裤子，使他坐在纸板上容易感受到纸板的质感。

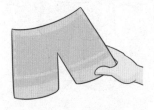

4. 如果爸爸妈妈都在家里，可以由妈妈喊开始，爸爸和孩子一起绕着椅子步行；妈妈喊停，爸爸随意找到一把椅子坐下。

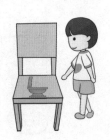

5. 这时，妈妈要提示孩子也要找一把椅子坐好，如果他能找对位置坐下，便给予奖励。

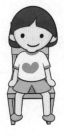

👉 **活动延伸**

在玩这个游戏时，可放音乐，增加游戏乐趣。

游戏 7　摇啊摇

适合年龄 4～7岁

目标

让孩子学会并适应马桶圈。

操作要点

1. 给孩子准备一个游泳圈，放在小凳子上让孩子尝试坐在上面。

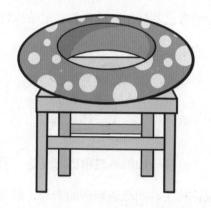

2. 引导孩子想象自己坐在海边柔软的沙滩上，或是在海中游泳。

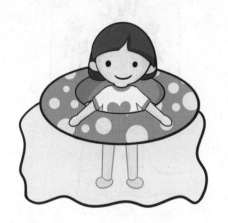

3. 和孩子一起唱有关大海的儿歌，并且一边唱一边拉着孩子的双手玩"摇啊摇"的游戏，轻轻地左右摇摆。

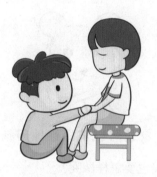

4. 当孩子习惯了坐在游泳圈上的感觉后，带着孩子去马桶上玩游戏，让他逐渐适应马桶圈的感觉。

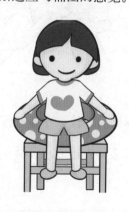

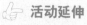 **活动延伸**

在孩子接受马桶圈后，可以教他按冲水按钮的动作，让他形成连贯记忆。

游戏 8 带玩具上厕所

目标

让孩子在游戏中学会表达如厕的需要。

操作要点

1. 家长可以拿出一个手偶玩具，假装这个玩具很想上厕所，并不断摆动身体表示很急，但不知道该怎样做。

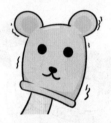

2. 家长可以试探性地问孩子："这时它要怎样做呢？"

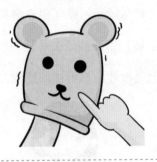

3. 如果孩子不知所措，要引导他帮玩具表达如厕的需求，比如教玩具指指自己的肚子，或者教它主动拉妈妈的手。

4. 孩子如果不想用语言表达，可以让孩子找出代表厕所的卡片，然后带玩具去方便。

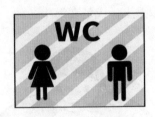

5. 如厕后，让孩子摸一摸玩具的裤子，并称赞玩具懂得表达需求，裤子保持得很干净。

👉 **活动延伸**

为了增加游戏难度，找来穿衣服的小熊，让孩子学着帮小熊穿脱裤子。

游戏 9 我来照顾你

适合年龄
6 岁以上

目标

让孩子了解小动物的生活习性和生理特点，培养孩子的清洁能力。

操作要点

1. 有宠物的家庭，如家里养了小猫或小狗，父母可以指导孩子照顾小动物的日常生活，比如喂食、饮水、铲屎等。

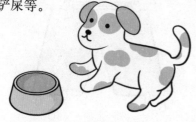

2. 让孩子了解动物的习性，比如小猫要在猫砂盆里上厕所，方便后会用猫砂盖住。培养孩子经常去盆里查看的习惯，并教他用小铲子清理脏猫砂。

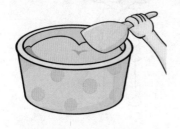

3. 告诉孩子小狗需要到户外排便，所以在遛狗的时候要携带卫生纸和袋子，指导孩子及时捡起排泄物并扔进垃圾桶。

4. 在照顾小动物的日常起居时，可以培养孩子的爱心，并鼓励他们克服怕脏的心理，敢于清洁便便。

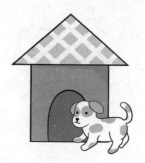

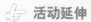 **活动延伸**

在照顾小动物的过程中，不仅要让孩子学会定期清洁小动物的排泄物，更要让他们关心和爱护它，与它进行互动。

游戏 10 清洁小能手

适合年龄
6 岁以上

目标

通过清洁厕所了解家长的辛苦，更加珍惜整洁的环境。

操作要点

1. 在训练孩子如厕的过程中，难免会弄脏厕所或孩子的裤子。在训练后，不要着急清洁，可让孩子一起参与。

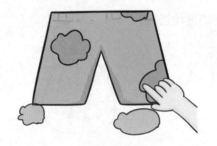

2. 向孩子示范如何洗衣服，并让他进行模仿：先打好肥皂，反复揉搓，最后冲洗几次。

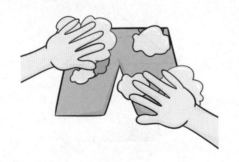

3. 让孩子把洗好的衣服挂在衣架上晾晒。

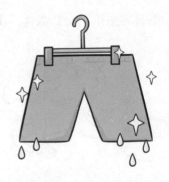

4. 教孩子使用拖布清洁尿迹，并在使用后投洗干净，倒掉脏水。

👉 **活动延伸**

让孩子参与到日常的厕所打扫和家庭卫生清洁工作中，他们会更懂得珍惜干净的环境。

游戏 11 厕所符号

目标

训练孩子分辨男女厕所的标志。

操作要点

1. 准备两个纸盒，分别在纸盒上贴上男女性别标志图，用纸盒代表厕所模型。

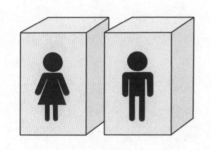

2. 拿一些画有男孩、女孩的卡片，问孩子卡片中哪个是男孩，哪个是女孩？他们应该分别去哪间厕所？

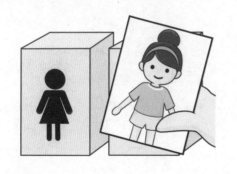

3. 若孩子能说出正确答案并把卡片投入正确的厕所模型中，便可获得贴纸奖励。

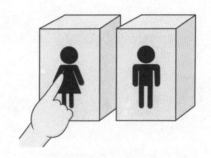

4. 若孩子把准备的卡片全部投放正确，获得一定数量贴纸后便可换取奖品。

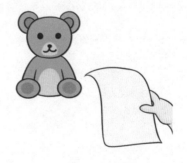

👉 **活动延伸**

妈妈可以先问孩子"妈妈应该去哪间厕所呢"，让孩子指给妈妈看。然后多准备一些不同服饰、发型的男女性别卡片，让孩子分别辨认，增加游戏难度。

第4章

穿衣训练与游戏

——掌握穿衣技巧

穿衣问题"大排查"

穿衣训练与进食一样，是日常生活的必需。正常的孩子在父母的指导下，很快就能学会穿衣等自理技能。但孤独症儿童在掌握穿衣这项生活技能时却总会经历一个强烈抵制阶段。作为家长，当孩子出现以下问题时，应引起重视。

序号	孤独症儿童穿衣障碍调查表	
	表现	调查记录（√或×）
1	抗拒穿着某些材料制成的衣服，例如：羊毛、人造纤维	
2	抗拒穿某些类型的衣服，例如：有领口、有标签的衣服，高领或带帽子的衣服等	
3	坚持穿某种颜色或款式的衣服	
4	穿脱衣服、鞋袜时动作笨拙，速度缓慢	
5	处理系扣物（如纽扣、拉链）有困难	
6	经常弄错衣服、鞋袜的前后、正反或左右位置等	
7	缺乏主动性，经常依赖家长的协助	
8	穿脱衣服时步骤混乱，不能完成整个过程	

穿衣技能训练

穿衣技能包括穿脱上衣、裤子和系纽扣、拉拉链等，这一系列动作要求孩子上肢关节有一定的稳定性，可以平衡地站和坐，双手具备基本的抓握能力。

① 日常生活中的应用

针对穿衣的每一项技能，家长要告诉孩子怎么做，并做示范给他看，让他明白应该如何去做。在训练这些技能时，可以把每一项技能分解成许多小步骤。

当你指导孩子系扣子时，应先将一件扣子较大、扣眼很松的大衣放在他面前，拿着他的手，帮助他完成系扣子的所有动作，同时还要一边做，一边鼓励他。若他抗拒这项训练，表现出很烦躁的情绪，不要批评他，最好保持沉默，坚定地期待他的成功，在他系上扣子时再拥抱和表扬他。训练初期，孩子能系上一个扣子就很好了，然后逐步地增加扣子的数量和难度。

② 训练前的准备

1. 环境准备

舒适、安静的卧室可以增加孩子的安全感，最好准备一面穿衣镜。

2. 固定的时间

每天安排固定的时间进行练习，并且保证训练时间充足，不要匆忙。

3. 合适的衣物

选择可以随意穿脱且孩子喜欢的衣服，在鞋子上贴好不同的图案，便于孩子区分左右。

4. 步骤分析及订立目标

把每个穿衣过程细分为较小步骤，让孩子按既定的顺序来学习。

5. 难点训练

着重训练孩子系鞋带和系纽扣的技能，以便为其他穿衣练习提供帮助。

穿衣训练的步骤

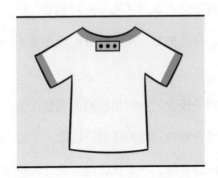

1. 让孩子把上衣放在桌上，区分前后，并按照前片朝下的方式放好

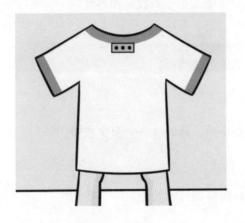

2. 双手撑开衣服的下摆

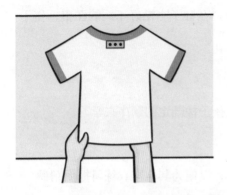

3. 左手握紧下摆，右手从衣服下摆右侧伸进衣服，从右袖穿出

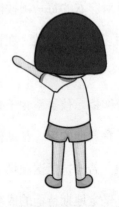

4. 左手伸入衣服内，从左袖穿出

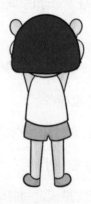

5. 双手握着卷好的衣服下摆，举起穿过头顶

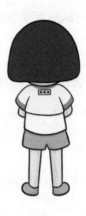

6. 套出头后，把衣服拉整齐

穿衣游戏与训练

游戏 1　布娃娃的衣服

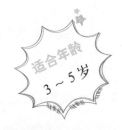

适合年龄
3～5岁

目标

通过游戏锻炼孩子的手部灵活性，培养做事的条理性。

操作要点

1. 家长故意给布娃娃穿错衣服，比如系错扣子、穿反等。

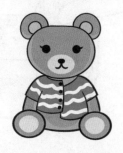

2. 让孩子指出布娃娃的衣服哪里穿错了，需要纠正。

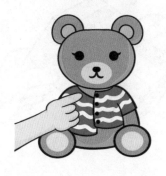

3. 家长和孩子一起给布娃娃穿衣服，比如穿带拉链的衣服时，先把衣服披在身上，然后穿两只袖子，再将拉链拉上，最后整理领子。

4. 引导孩子自己尝试练习给布娃娃穿衣服，必要时，家长在一旁给予指导。

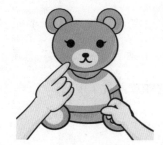

☞ **活动延伸**

让孩子试着给家长穿一次衣服。

游戏 2 神秘钱箱

目标

锻炼孩子手部精细动作。

操作要点

1. 找来一个小盒子，在顶部、左边、前边各做一两个长方形的洞，洞有横向、竖向、左斜、右斜等方向。

2. 让孩子把硬币或纽扣对准洞口放入盒子中。

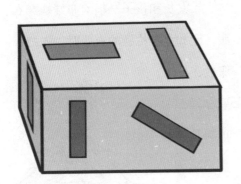

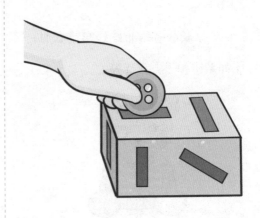

3. 在活动过程中，要求孩子一手拿着盒子，一手把硬币或纽扣放入盒子中。

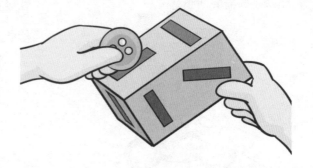

👆 **活动延伸**

家长还可以将游戏升级，引导说从左边放进去、前边放进去、横着放进去、竖着放进去等指令，让孩子动手去放硬币或纽扣。

游戏 3 七彩棒

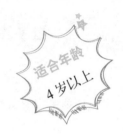

目标

提升孩子手部的抓握技巧，增强手指的灵活性和力度运用，如使用拇指和食指抓握裤腰。

操作要点

1. 家长可以为孩子准备多条不同颜色的橡皮圈和一个中空长纸筒（如保鲜膜的芯）。

2. 将纸筒固定在桌面上，让孩子用双手的拇指和食指撑开橡皮圈，套在纸筒上。

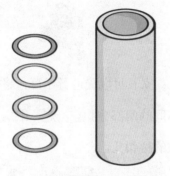

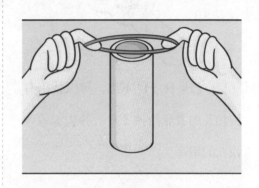

3. 当所有的橡皮圈都套在纸筒上后，便做成了七彩棒。让孩子用手指或小木棒拨动橡皮圈，使它发出有趣的声响。

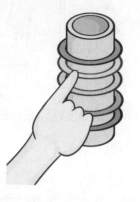

👆 **活动延伸**

当孩子熟练使用拇指和食指后，可以准备一些短裤，让他用双手的拇指和食指撑开，自己学习穿裤子。

游戏 4 扣子真好玩

适合年龄 4～6岁

目标

让孩子掌握系按扣儿的小技巧。

操作要点

1. 找出一个完整的按扣儿问孩子："你认识它吗？想想在哪里见过呢？"

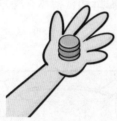

2. 如果孩子说不出，可以找出有按扣儿的衣服给孩子看，并告诉他按扣儿的用途。

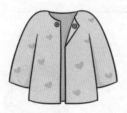

3. 将按扣儿一一解开，一部分放在地板上，另一部分放在收纳箱里。

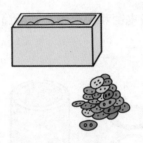

4. 家长可以先进行示范：将按扣儿不同的两部分扣在一起，组成1个完整的按扣儿。

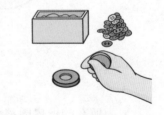

5. 帮助孩子实践，并让孩子在混乱的扣子中先配对，再组合按扣儿。

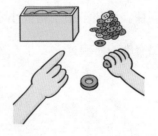

👉 **活动延伸**

在游戏中可以让孩子了解单数、双数的概念，学习两个两个地数数。

游戏 5 左右鞋

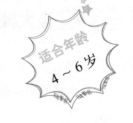

适合年龄 4~6岁

目标

通过游戏感知左右脚和左右鞋的对应关系，引导孩子学会正确的穿鞋方法。

操作要点

1. 引导孩子观察自己的双脚，看看左脚和右脚有什么不同。

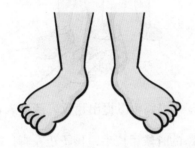

2. 把几双鞋按左右顺序摆好，告诉孩子把两只脚并在一起，如果两只鞋的鞋头是挨在一起的，就是穿对了。如果鞋头往外翻，就是穿反了。

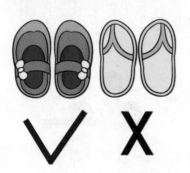

3. 在正确认识左右鞋之后，再教孩子如何穿鞋子。

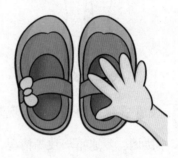

4. 给孩子展示穿鞋的方法和顺序：首先把一双鞋按照鞋尖对鞋尖的方法摆好，然后两只脚分别穿进鞋里，如果有鞋扣就要扣好，然后站起来走一走，感受一下脚是不是舒服。

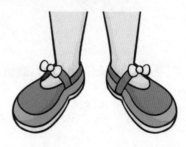

👉 **活动延伸**

如果遇到需要系鞋带的鞋子，家长可试着教孩子系蝴蝶结的方法。

游戏 6 **走大鞋**

适合年龄 4~6岁

目标

发展孩子平衡能力及互相协作的精神。

操作要点

1. 妈妈和孩子一起穿上爸爸的"大鞋"并开始尝试一起迈步。

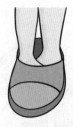

2. 如果在练习的过程中出现两人迈步不协调、步速不一致等情况，妈妈要引导孩子积极探索。

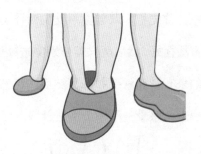

3. 请孩子说说自己走得怎么样，哪里还需要调整，妈妈怎样配合效果才会更好。

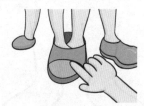

4. 妈妈可以提出建议，两个人在走路的时候手拉手，孩子迈左脚，妈妈迈右脚。起步同时两人一起喊"1、2，1、2……"这样就不会摔倒，两人才能协调一致地向前走。

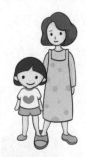

5. 熟练后可以开始比赛，邀请另一组小朋友和家长，看谁走得又快又顺利。

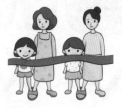

👉 **活动延伸**

比赛中可以在沿途设置障碍物，让孩子跨越以增加难度和乐趣。

游戏 7 系鞋带

适合年龄 4 ~ 6 岁

目标

通过系鞋带的游戏让孩子学会如何穿鞋和系蝴蝶结。

操作要点

1. 找两块硬纸板，剪出鞋子的形状，并钻出两排小孔。

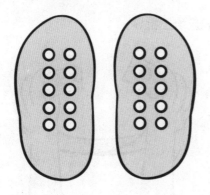

2. 和孩子各拿一根鞋带开始练习，家长来示范：先把鞋带的两头穿过两个并排的小孔，然后让鞋带交叉穿回小孔，最后把剩下的两头系成蝴蝶结。

3. 引导孩子自己尝试穿小孔，交叉鞋带，最后学着打蝴蝶结。家长要耐心地给孩子讲解打蝴蝶结的步骤，一步一步教给他。

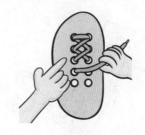

4. 等孩子熟练后，可以实际操作一下，把自己的鞋子穿起来并系好鞋带，也可以为爸爸妈妈服务。

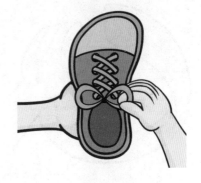

👉 **活动延伸**

在生活中寻找更多的蝴蝶结来练习，可以是妈妈的头饰、衣服上的绳子或者玩偶的装饰品。

游戏 8 系扣子

适合年龄 4～6岁

目标

练习系扣子可以有效提高孩子穿衣服的效率，锻炼手部小肌肉。

操作要点

1. 找出不同颜色的布条，每条一分为二。一边用剪刀剪个小口子，另一边缝上扣子。

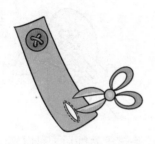

2. 给孩子示范如何把有扣子的布条和另一边扣到一起。

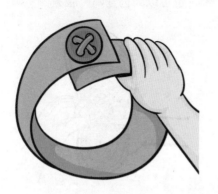

3. 让孩子模仿，如果有困难，家长应给予指导。

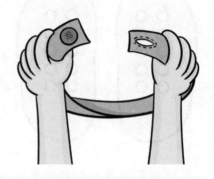

4. 把不同颜色的布条混乱放在一起，家长和孩子开始比赛。看谁在最短的时间内，找到相同颜色的布条并配对最多，谁就胜利了。

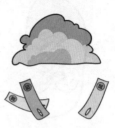

👍 **活动延伸**

在游戏中，也可以把拉锁缝在布条上和扣子混合在一起，同时训练两种生活小技能。

游戏 9 毛毛虫

目标

适合年龄 4~6岁

通过小游戏认识衣服的正反面，并学会翻转衣物。

操作要点

1. 准备一个小布袋，在布袋的正面缝上一个毛毛虫玩偶。

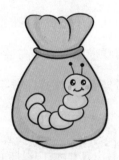

3. 家长用毛毛虫来吸引孩子的注意力："毛毛虫，毛毛虫，看看你要变什么？"

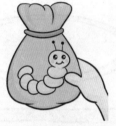

2. 在布袋的里面系上另一种玩偶，比如可爱的小熊。

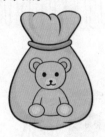

4. 让孩子一手拿着布袋边，一手伸进布袋里拿小熊玩偶，并把它翻到正面。

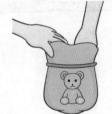

5. 另外，准备一条裤子，把小熊玩偶用曲别针别在裤腿的正面，再把裤子反面翻出来，让孩子试着翻过裤子，把小熊玩偶那一面露出来。

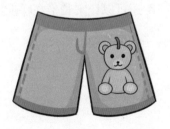

👉 **活动延伸**

除了在裤子上练习，还可以在衣服、袜子里藏小玩偶，让孩子翻出来。

游戏 10 **幻彩世界**

目标

教孩子自制玩具，锻炼动手能力。

操作要点

1. 准备一个呼啦圈，剪一些长条玻璃纸或皱纹纸。

2. 将呼啦圈放在地上，和孩子一起将长条玻璃纸或皱纹纸沿着圈边贴满，然后让孩子站在呼啦圈的中央，用手握着呼啦圈两边并高举至头顶，从圈内看外面的"幻彩世界"。

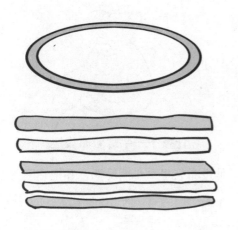

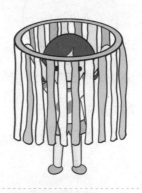

3. 还可以让家长坐在呼啦圈内，请孩子帮忙举起。

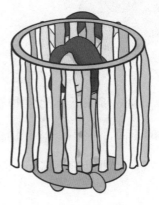

👆 **活动延伸**

活动进行时可播放音乐，让孩子伴着音乐把呼啦圈高举或放下来跳舞。

游戏 11 换衣箱

目标

让孩子在游戏中学会认识裤子的正反面。

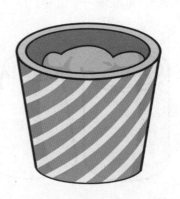

操作要点

1. 准备一面大镜子和款式不同的裤子（每款两条），如前面有拉链或纽扣的、后面有口袋的等。

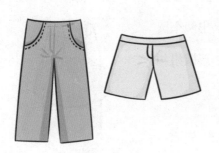

2. 把两条不同款式的裤子放入衣篓中，然后展示其中一条的一面。

3. 例如，拿到的是前面有拉链的，让孩子按照款式，在衣篓里找到相同的裤子，找到后在镜子前展示。

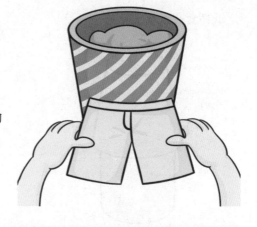

👆 **活动延伸**

玩游戏时，家长可以一边展示一边告诉孩子这是裤子的正面，正面有拉链、图案等。这样边展示边用语言提醒，孩子记得更快、更牢。

游戏 12 **小筒裙**

目标

让孩子亲手制作一件简单的衣服，体验成就感的
同时开发创造力。

适合年龄
5 岁以上

操作要点

1. 家长和孩子分别用彩色纸卷一
个圆筒，再准备一个纸杯。

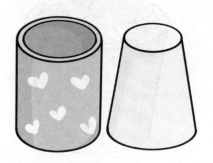

2. 先把纸杯的上部边缘剪掉，再
把纸杯套在纸筒上粘好。

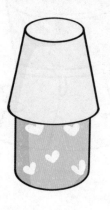

3. 把纸杯装饰成自己喜欢的样子
给孩子看。比如：用彩色的纸条粘在
杯子上做背带，用其他颜色的纸片剪
出两个圆
形做纽扣。

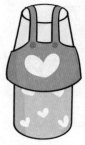

4. 引导孩子按照自己喜欢的样子
装饰纸杯，可以用剪刀在纸筒边缘剪
出漂亮的花边做裙边，再剪一些漂亮
的小花粘在裙摆上，一条漂亮的小筒
裙就做好了。

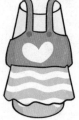

👍 活动延伸

家长和孩子可以把自己制作的小筒裙套在拳头上，扮演两个小公主在进行对话。

游戏 13 小兔子搬家

适合年龄
5 岁以上

目标

让孩子在轻松的氛围中学会穿衣服。

操作要点

1. 在房间的一端摆放一张小地垫作为起点，再准备一些塑料圈。

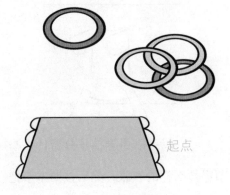

起点

2. 在房间的另一端放置一根柱子，告诉孩子柱子是小兔子的家（终点）。

终点

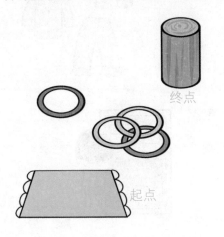

起点

3. 让孩子扮演小兔子搬家，把塑料圈运送到终点。

终点

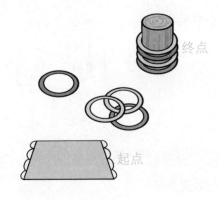

起点

4. 方法是每次从起点拿一个塑料圈，套在手臂上，走到终点后，再将塑料圈摘下来套在柱子上，回到起点。重复以上步骤，直至所有塑料圈被搬到终点。

终点

起点

 活动延伸

我们也可以将塑料圈换成衣袖、裤腿，增加游戏难度。

游戏 14 整理衣服

目标

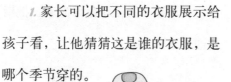

锻炼孩子的分类、整理能力，养成良好的生活习惯。

操作要点

1. 家长可以把不同的衣服展示给孩子看，让他猜猜这是谁的衣服，是哪个季节穿的。

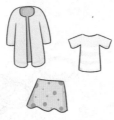

2. 妈妈可以拿出爸爸的衣服，示范如何叠好。

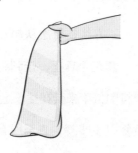

3. 一步步教孩子如何叠，叠好后，按照爸爸、妈妈和孩子的类别放好。

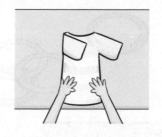

4. 妈妈可以引导孩子分清什么季节穿什么样的衣服，然后按照季节把衣服进行分类。

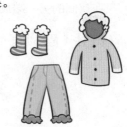

5. 鼓励孩子把叠好的衣服井然有序地摆放到衣柜里。

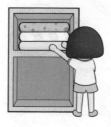

👍 **活动延伸**

妈妈在教孩子叠衣服时，可以给孩子讲讲四季的常识以及每个季节的特点。

游戏 15 看谁快

目标

让孩子在游戏中认识衣服的结构。

操作要点

1. 家长可以把自己的 T 恤平放在桌子上，在 T 恤的衣领、衣袖和下摆等部位摆放上塑料圈。

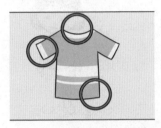

2. 给孩子介绍每个塑料圈圈住的是 T 恤的哪一部位。

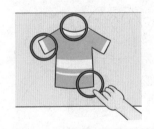

3. 孩子熟悉后，家长可以开始和孩子做游戏。家长发出指令，如"拍衣领"或"拍袖子"等，孩子便拍打相应的位置。

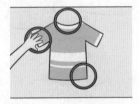

4. 家长试着把塑料圈拿走，再反复提问，看孩子是否能记住。

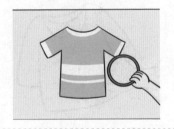

5. 把 T 恤挂在墙上，继续刚才的游戏，让孩子知道即使衣服摆放的形式不同，其部位的名称仍然是不变的。

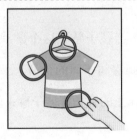

活动延伸

不仅要教会孩子认识衣服的领子、袖子，还要教他认识衣服的正面和反面。

游戏 16 **找衣服**

目标

培养孩子的自信心，教他分辨衣服的颜色。

操作要点

1. 给孩子穿衣服的时候，把他的衣服放在颜色很多的衣服堆里。

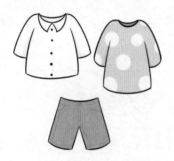

2. 让孩子在衣服堆里找出白衬衫，如果孩子拿对了要给予表扬。

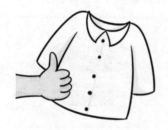

3. 如果孩子拿错了，也不要责怪他，先帮他穿上，然后再要求他去拿上一件衣服。

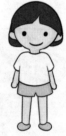

4. 继续这个游戏，每次向孩子要一件衣服，并说出衣服的颜色。

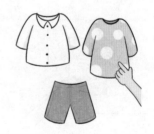

5. 当孩子熟悉这个游戏后，家长可以把衣服放到房间不同的位置，然后对孩子说："帮我把床上的那条蓝裤子拿来。"

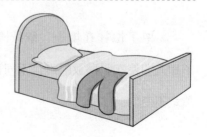

👆 **活动延伸**

除了衣服外，还可以让孩子在一堆乱放的鞋子中找出可以配对的鞋子。

游戏 17 老鹰飞

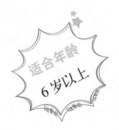

适合年龄
6 岁以上

目标

提高孩子双手的协调配合能力。

操作要点

1. 家长可以把旧的 T 恤拿出来，从上面剪下几条有弹性的棉布，做成棉布圈。

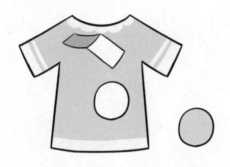

2. 找几根漂亮的羽毛或者毛线系在棉布圈上。

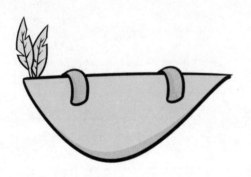

3. 让孩子把两个棉布圈套在自己的双臂上，并挥动双臂模拟鸟儿飞翔的样子。

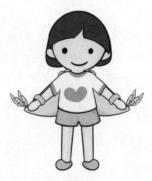

4. 家长在一旁给孩子扇风，营造"鸟儿展翅高飞"的效果。

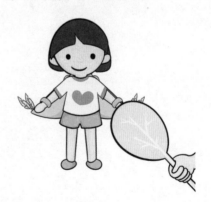

活动延伸

让孩子发挥想象力，在衣服上缝上各种喜欢的装饰品，重新装点自己的衣服。

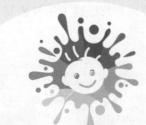

第 5 章

洗漱卫生训练与游戏

——养成健康习惯，建立自信

洗漱问题 "大排查"

　　孤独症儿童常常不喜欢清洗时的感觉，特别是摸脸、洗头、刷牙等。当家长强行替他们洗漱时，往往会受到强烈的抵制。这时，家长们应静下心来，不能因为他们特殊而什么都替他们做，若想让孩子早日康复，还要学会放手，帮助和引导他们培养生活的自理能力。

序号	孤独症儿童洗漱障碍调查表	
序号	表现	调查记录(√或×)
1	抗拒用毛巾擦脸或身体	
2	抗拒用花洒洗头或洗澡	
3	抗拒刷牙	
4	抗拒梳头	
5	抗拒剪手指甲或剪脚指甲	
6	抗拒涂抹润唇膏或润肤霜	
7	抗拒用吹风机吹头发	
8	抗拒剪头发	
9	未能掌握不同洗漱活动的步骤	
10	未能掌握不同洗漱用品的使用方法	
11	洗漱时动作笨拙或速度缓慢	
12	缺乏主动性，经常依赖家长的协助	

洗漱技能训练

为了保证孩子的干净卫生和身体健康，父母要训练孩子的洗漱技能。这就需要孩子掌握简单的操作手法，并可以完成精细动作。

❶ 日常生活中的应用

每天孩子洗脸时，家长先拿来毛巾、香皂，并打开水龙头让水流出来，再让孩子摸一摸水是热的、凉的还是温的，并通过表情、动作让孩子理解语言。

家长还可以将洗脸分为：水龙头开一开、小手湿一湿、香皂抹一抹、脸上搓一搓、用水冲一冲、毛巾擦一擦等几个小步骤。一遍遍地教，让孩子逐渐听懂指令并做出相应动作。若他不喜欢，家长可以告诉他，洗完脸后可以进行他喜欢的活动，以此来提高他们洗脸的积极性。

❷ 训练前的准备

1. 环境安排

把孩子常用的物品摆放在孩子眼前，让他知道物品的位置。

2. 训练步骤

将复杂的训练内容拆分成若干小步骤，逐一完成，并将未掌握的步骤进行强化训练。

3. 日常应用

将训练活动渗透在生活的方方面面，让孩子养成爱干净的好习惯。

4. 相关绘本阅读

父母和孩子一起读与个人卫生相关的绘本，让他们懂得清洁的概念和重要性。

洗漱训练的步骤

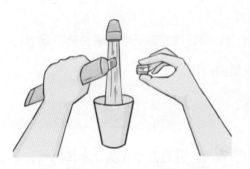

1. 把漱口杯盛满水，双手拧开牙膏盖

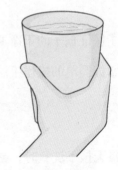

4. 放下牙刷，拿起漱口杯

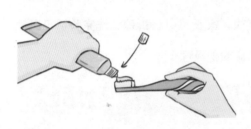

2. 拿起牙刷，将适量的牙膏挤到牙刷
上，并拧上牙膏盖

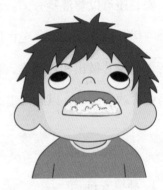

5. 含一口水将口中的泡沫漱干净，并
吐掉，反复多次

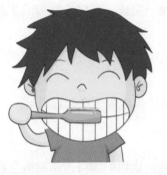

3. 拿起牙刷放入口中，上下、左右、
内外地刷牙

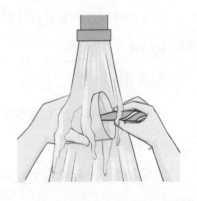

6. 打开水龙头用水冲干净牙刷和漱口杯

洗漱游戏与训练

游戏 1 | 学洗脸

适合年龄
3～5岁

目标

让孩子养成早晚洗脸的好习惯。

操作要点

1. 家长可以准备两张图片，一张是干净的小脸，另一张是脏兮兮的小脸，拿给孩子看，问问孩子更喜欢哪一张图片。

2. 引导孩子做以下动作：卷袖子、手冲水、打肥皂，把小手洗干净；然后取一条毛巾，打开，放在一只手掌中，先在脸上从上到下擦洗，再把嘴巴擦干净。

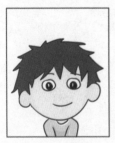 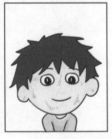

干净的　　　　　脏兮兮的

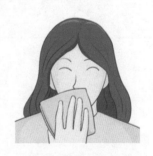

3. 让孩子按照家长的叙述完成一次正确的洗脸，如果有错误的地方需要及时纠正。

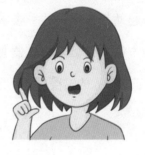

👍 活动延伸

家长也可以教孩子如何正确地洗脚或者洗澡。

游戏 2 **洗手游戏**

适合年龄 3～5岁

目标

让孩子知道饭前、便后要洗手，了解洗手的重要性。

操作要点

1. 和孩子一起看"爱干净，勤洗手"的绘本，让他知道用脏手吃东西的危害。

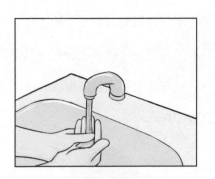

2. 一起学习正确的洗手方法，分为六步：湿、搓、冲、捧、甩、擦。

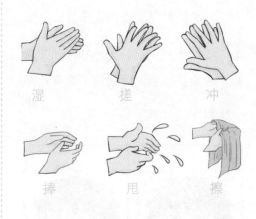

湿　搓　冲

捧　甩　擦

3. 爸爸妈妈向孩子示范，和孩子一起动手练习，进一步掌握洗手的方法。三个人相互监督，及时纠正每个人的错误。

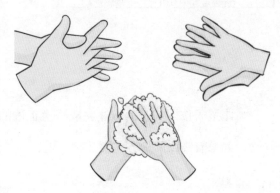

👉 **活动延伸**

学习洗手之后，孩子作为卫生监督员监督每个人养成勤洗手的习惯。

游戏 3　擦掉水滴

目标

让孩子学会自己擦手。

操作要点

1. 为孩子准备一块塑料板，剪成手的形状。

2. 然后在手形塑料板上滴上水滴，准备干与湿两种纸巾放在桌子上。

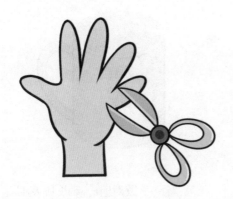

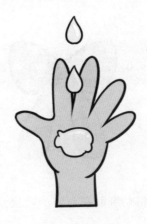

3. 要求孩子挑选出干纸巾擦掉塑料板上的水滴，让他明白干和湿的概念。

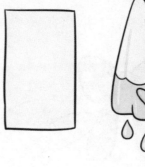

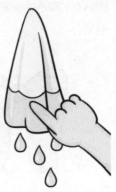

👉 **活动延伸**

游戏让孩子认识干、湿的概念，为了加深印象，可以锻炼孩子用干、湿两种毛巾擦手、擦脸。

游戏 4 **找朋友**

目标

让孩子认识自己的漱口杯、脸盆、毛巾等洗漱用品。

操作要点

1. 为孩子准备喜欢的卡通贴纸，并让孩子认识漱口杯、脸盆等洗漱物品。

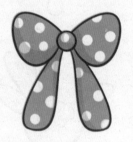

2. 将贴纸贴在对应的脸盆、漱口杯边上，让孩子拿着手中的贴纸去寻找贴有相同贴纸的洗漱物品。

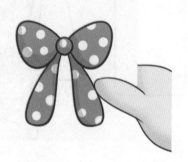

3. 让孩子知道自己喜欢的贴纸贴在哪儿，哪儿就是自己放东西的地方。

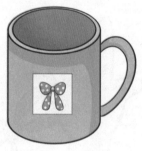

4. 当孩子做对时，家长应及时给予赞扬；当孩子出现错误或者无反应时，家长要耐心地指导。

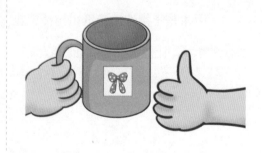

活动延伸

经过反复练习，孩子能顺利找到属于自己的洗漱用品后，家长再教他们如何使用这些洗漱用品。

游戏 5 竹蜻蜓

目标

适合年龄
4～6岁

让孩子学习两手搓动的技能，训练孩子在洗手时掌握揉搓的技巧，减少搓手的抗拒心理。

操作要点

1. 给孩子制作或是买一个竹蜻蜓玩具。

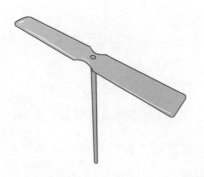

2. 协助孩子双手合掌，掌心夹住竹蜻蜓的棒，以一手向前，一手向后，双手交替进行的方式搓动竹蜻蜓。

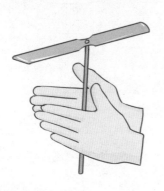

3. 让孩子搓动大约 10 秒钟后放手，竹蜻蜓就会飞起来。

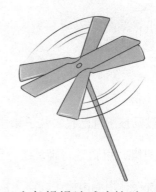

4. 家长慢慢地减少协助，指导孩子自行用双手搓动竹蜻蜓使它飞起来。

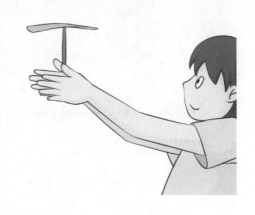

👉 **活动延伸**

家长和孩子每人拿一个竹蜻蜓，比赛看谁的竹蜻蜓飞得高。

游戏6 洗脚丫

适合年龄
4～7岁

目标

鼓励孩子自己洗脚，尽早学会自理。

操作要点

1. 睡觉前，提醒孩子将拖鞋、毛巾、肥皂摆好，打一盆温水。

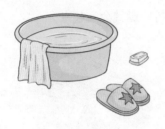

2. 鼓励孩子自己脱去鞋子和袜子，先洗一只脚，用肥皂将脚趾缝、脚背和脚底洗净，用毛巾擦干，穿上拖鞋。

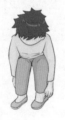

3. 再让孩子将另一只脚放进盆中洗干净。在这个过程中，家长只用语言提示，尽量不插手。

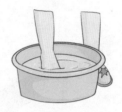

4. 等孩子完全熟练后，才可让孩子把双脚一起放进盆中，以防滑倒摔伤。

5. 提醒孩子洗好后把脚擦干净，穿上拖鞋，把脏水倒掉。

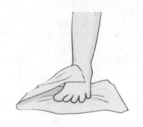

👉 **活动延伸**

每晚让孩子自己洗脚，或让他帮爸爸妈妈洗脚。

游戏 7 拧响铃

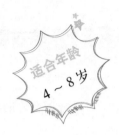

适合年龄
4～8岁

目标

通过学习拧的动作，让孩子逐步掌握开关水龙头的技巧。

操作要点

1. 给孩子准备一个圆柱形小塑料瓶，在瓶盖的外围挂上一圈小铃铛。

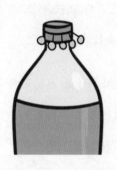

2. 由家长示范一手握着瓶身，另一手拿着瓶盖拧动，让铃铛发出响声。

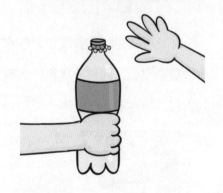

3. 然后由家长拿着瓶身，指示孩子用一只手拧动瓶盖，左右手轮流练习。

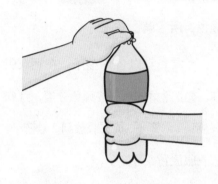

4. 当孩子自己能做到拧的动作时，便让他自己一手握住瓶身，另一手拧瓶盖，来锻炼双手的配合运用。

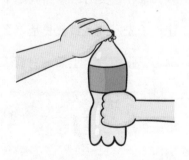

👉 **活动延伸**

当孩子学会拧的动作后，可以加大难度，给他一瓶矿泉水，让他自己想办法拧开。

游戏 8 晾衣服

目标

通过小游戏增强孩子的观察力和学习力。

操作要点

1. 把红、黄、蓝 3 种颜色的衣服拿给孩子，让他对颜色有所了解。

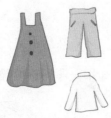

2. 家长可以告诉孩子，在晒衣服前，先把洗好的衣服按颜色分类，红衣服放到 1 号篮子，黄衣服放到 2 号篮子，蓝衣服放到 3 号篮子。

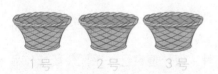

3. 衣服分好类后，拿到太阳下晾晒。让孩子先仔细观察家长是怎么晒的。拿出一张图片，上面画有蓝天、白云、太阳、草地、挂在衣架上的衣服。

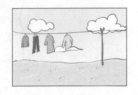

4. 这时家长可以问孩子："图片上有什么？一共晒了几件衣服？都有哪些颜色？你能按照图片的颜色来挂衣服吗？"

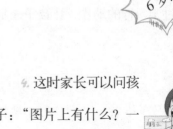

5. 如果孩子很容易就做到了，家长可以增加难度，按照一件红、一件黄、一件蓝的规律晒衣服。

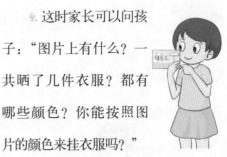

6. 家长可以在红色衣服和蓝色衣服中间留个空位，问孩子该挂什么颜色的衣服，请孩子自己操作。

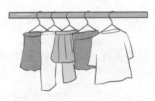

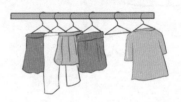

👉 **活动延伸**

如果熟练掌握上面的游戏，可以增加游戏中使用的颜色，继续让孩子寻找规律。

游戏 9 洗袜子

适合年龄 6 岁以上

目标

让孩子初步学会自己动手洗袜子，掌握洗袜子的基本方法。

操作要点

1. 给孩子一个小盆、一块小肥皂，还有两双脏袜子。

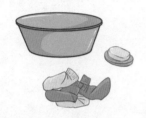

2. 介绍洗袜子的步骤，引导孩子了解洗袜子的基本方法：打肥皂、搓泡泡、冲洗干净、拧干。

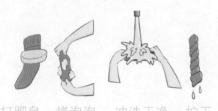

打肥皂　搓泡泡　冲洗干净　拧干

3. 带领孩子一起来学习洗袜子的基本过程，让孩子练习用手搓的动作，不要把衣服弄湿。

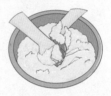

4. 当孩子动手学习洗袜子时，家长可以在一旁观察指导，尽量不伸手帮助。

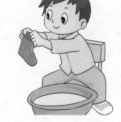

5. 袜子冲洗干净后，家长可以教孩子把袜子夹在绳子上进行晾晒。

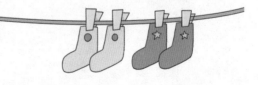

👉 **活动延伸**

让孩子回家帮爸爸妈妈做一些自己力所能及的事情，比如择菜、洗菜，培养孩子爱劳动的好习惯，同时也提高孩子的生活自理能力。

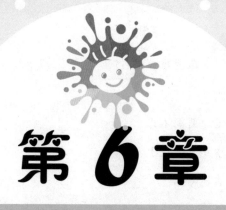

第 6 章

睡眠训练与游戏

——晚安！宝贝

睡眠问题"大排查"

睡眠问题是孤独症儿童比较普遍的障碍，在孤独症儿童身上时有发生，常令监护人大伤脑筋，下面这个调查表可供家长参考。

序号	表现	调查记录（√或×）
	孤独症儿童睡眠障碍调查表	
1	不听指令，上床困难	
2	入睡时间长	
3	睡前情绪化、哭闹不止	
4	喜欢睡在沙发或地板上	
5	半夜起来摇晃身体	
6	醒后情绪化，如用头砸枕头等	

睡眠技能训练

针对睡眠问题，普通孩子适用的安抚方法在孤独症儿童身上均达不到理想的效果。他们的社交障碍阻碍了沟通和交流，情绪不稳定成为他们最容易流露出来的表现。若想解决孩子的睡眠问题，就应该避免白天久睡和夜间醒来的问题。

 1 分情况强化技巧

·白天久睡的问题

为了避免孩子白天久睡，家长可以让孩子在白天适当进行各种消耗体力的活动，同时也丰富他的生活。不过注意让孩子睡前排尿，夜里主动叫醒他去小便，防止尿床。

·夜间醒来的问题

如果孩子夜里醒来，家长可以让孩子躺在床上，用搂抱、轻拍、哼儿歌等方式轻柔地安抚，争取让孩子的头不离枕，继续安睡。给孩子提供一些"陪睡物"，如毛绒玩具等，形成条件反射，使孩子一看到"陪睡物"就知道要睡觉了。

② 前期准备

睡眠训练要达到的目的是孩子能够通过训练者的表情和语气分辨可以做和不可以做的事情。此外，还应理解简单的口令，用动作、手势和语言表达出自己的要求。在训练前，我们需要做的准备如下：

1. 环境安排

在宁静和干扰物较少的地方，给孩子准备一张独立的小床。

2. "陪睡物"

有效诱导睡眠的"陪睡物"可以让孩子形成条件反射，看到"陪睡物"就会引起睡意。

3. 固定的睡眠时间

对每日睡眠时间进行划分，帮孩子建立生物钟，塑造规律作息。

4. 步骤分析及订立目标

将睡眠分解成一系列行为，每一个行为还可以继续分解，将一个行为拆分为更小的、有先后顺序的行为链。然后根据这些行为来评估孩子的能力，并从中找出尚未掌握的步骤来安排训练内容。

睡眠训练的步骤

1. 选择固定的就寝时间，提前洗漱完毕

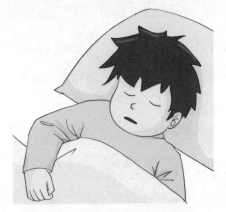

2. 让孩子穿上睡衣安静地躺在自己的床上

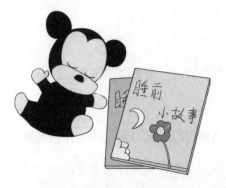

3. 给孩子"陪睡物"进行安慰，或读睡前故事

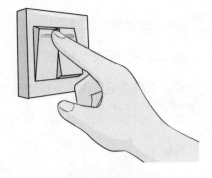

4. 关上灯，停止有声音的活动

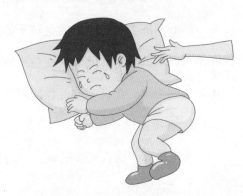

5. 如果孩子哭闹可轻拍安抚，坚持让他留在床上，不能下床走动

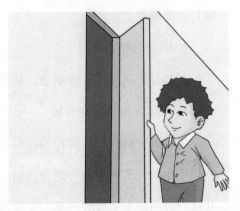

6. 孩子睡着后，父母要离开房间

睡眠游戏与训练

游戏 1 睡前故事

适合年龄
3～6岁

目标

安抚孩子的情绪，让他安然入睡。

操作要点

1. 夜深人静的时候，家长可以陪孩子躺在床上，选择一本他喜欢的绘本。

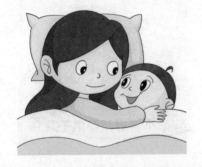

2. 如果孩子有兴趣，家长就和他一起翻一翻，看看里面的图画和文字。

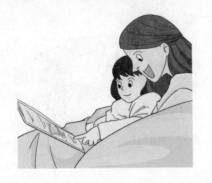

3. 如果孩子不想看，家长也不要勉强，用温和平缓的语气读给孩子听。

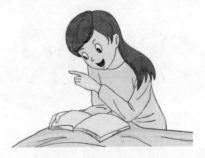

4. 睡前故事是一项长期坚持的活动，它能带孩子进入甜美的梦乡。

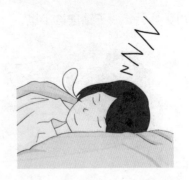

👉 **活动延伸**

睡前故事的题材可以是童话，也可以是历史、天文、地理，越是丰富的内容越能引发孩子的兴趣。

图解孤独症儿童游戏·生活技能卷

游戏 2 钻山洞

适合年龄 3～6岁

目标

让孩子练习爬行，培养他勇于面对黑暗和敢于探索的精神。

操作要点

1. 用一条大被子卷成筒，爸爸和妈妈分别坐在被子的两端，手捏住被子的两只角，将被子变成洞状。

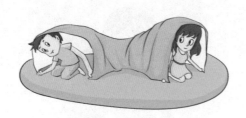

2. 让孩子爬到爸爸身边，也就是被子洞口的一端，妈妈呼唤孩子，或者用玩具引导孩子钻进被子里。

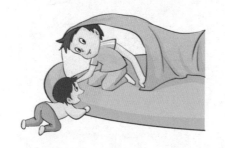

3. 在爬的过程中，爸爸妈妈可以模仿火车"呜呜"的鸣笛声，来吸引孩子。

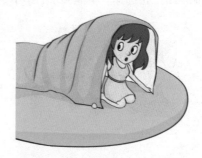

4. 在孩子钻洞的过程中，爸爸可以拍拍这里，敲敲那里，让游戏更有趣。

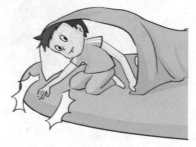

活动延伸

爸爸妈妈可以在被子下面放一些障碍物，比如枕头，增加孩子通过时的难度。

游戏 3 **叠叠乐**

适合年龄 3～6岁

目标

通过小游戏增进亲子关系，增强触觉刺激。

操作要点

1. 睡觉前，爸爸妈妈和孩子一起玩叠叠乐的小游戏。

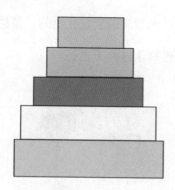

2. 按照体重排号，爸爸最重为"1号"，妈妈为"2号"，孩子最轻为"3号"。

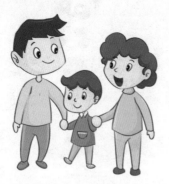

3. 游戏开始了，由"1号"爸爸先趴在床上，"2号"妈妈叠在爸爸身上，"3号"孩子叠在妈妈身上。

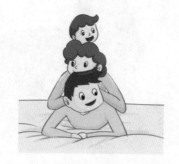

4. 三个人叠在一起，因为重力的原因会带来挤压感，刺激触觉发育。如果孩子感到难受要马上停止游戏。

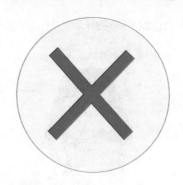

👉 **活动延伸**

此外，还可以让孩子趴在爸爸和妈妈的中间。除了叠趴在一起，三人还可以侧卧在一起，或叠坐在一起增加游戏的乐趣。

游戏 4 孩子的梦

适合年龄 3~6岁

目标

给孩子讲关于梦的故事，引导孩子入睡。

操作要点

1. 在孩子入睡前，家长可给孩子讲一些和梦相关的故事。

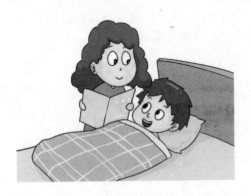

2. 比如，把《梦姑娘的花园》讲给孩子听，并提一些问题："小动物们都做了什么梦？梦姑娘把什么颜色的花朵送给小动物了？"

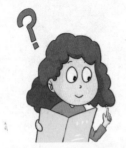

3. 引导孩子总结：绿色的梦是属于小青蛙的，梦姑娘把绿色的花送给了它；火烈鸟的梦是红色的，梦姑娘把红色的花送给了它。

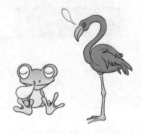

4. 问问孩子最喜欢的小动物是什么，它应该有什么颜色的梦。

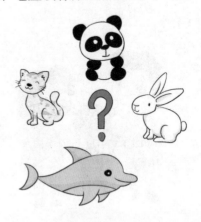

👉 **活动延伸**

帮助孩子模仿故事中的语句说出一段完整的话，比如：梦姑娘在小鸡身边撒下了黄色的花瓣，小鸡就做了一个黄色的梦。

游戏 5　拔萝卜

目标

适合年龄
3～6岁

通过做游戏的方式来引导孩子睡觉，既简单又方便，孩子也开心。

操作要点

1. 在睡觉前，家长与孩子一起玩拔萝卜游戏。

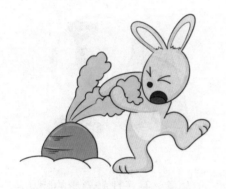

2. 让孩子躺在床上，不要动，家长开始假装拔萝卜。先摸摸孩子的头，再拉拉小脚，一边说，一边拔。

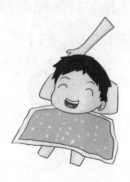

3. 家长拉着孩子的脚时，孩子会不自觉地保持不动，家长假装用尽了力气拔不出来，然后去拔孩子的胳膊。

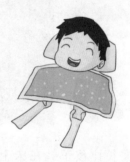

4. 尝试几次后，家长可以说："我要休息了，等明天再来拔吧。"然后家长轻轻地拍着孩子，孩子很快就能睡着。

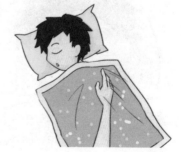

活动延伸

除了拔萝卜，还可以采用捞鱼的方式，让孩子迅速释放体力。

游戏 6 **睡前联想**

适合年龄
4~7岁

目标

引导孩子展开丰富的联想，可使他慢慢入睡。

操作要点

1. 家长和孩子在卧室里寻找红色物品，如袜子、枕头、窗帘等。

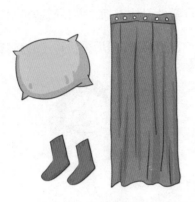

2. 家长让孩子躺在床上准备入睡，然后问孩子："请闭上眼睛，想想还有什么东西是红色的？"

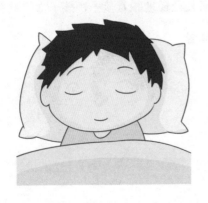

3. 孩子如果说出红色的春联、红裙子、红领巾，家长就继续引导："你知道这些红色物品的用途是什么吗？"

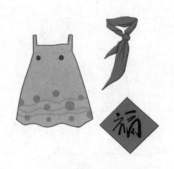

4. 如果是孩子比较熟悉的物品，很容易能说出用途。对于那些比较陌生的物品，妈妈要借此机会给孩子普及知识。在接受这些知识的过程中，他有可能听着听着就睡了。

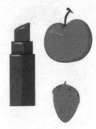

活动延伸

除了红色，孩子还知道什么颜色呢？找一种他最喜欢的颜色来畅想吧。

游戏 7 照顾布娃娃

目标

适合年龄
5 岁以上

通过照顾布娃娃入睡，让孩子对生活自理有更深的了解。

操作要点

1. 家长和孩子一起挑选一个他喜欢的布娃娃或者动物玩偶。

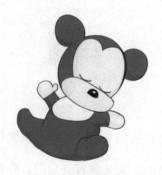

2. 晚上睡觉前，让孩子学家长的样子给布娃娃盖上小被子，一边轻轻地拍身体，一边给布娃娃唱儿歌。

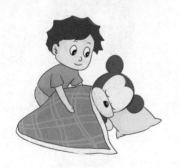

3. 孩子在哄布娃娃的同时，自己也会渐渐安静下来，快速入睡。

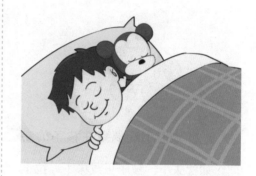

4. 早上起来，孩子要做的第一件事就是把布娃娃"叫醒"，给它穿衣服。

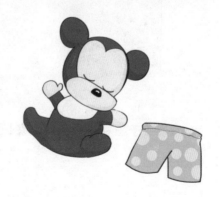

👉 **活动延伸**

照顾布娃娃的过程中，家长还可以引入吃饭、洗漱等步骤，全面锻炼孩子的自理能力。

游戏 8 寻宝游戏

适合年龄
5 岁以上

目标

让孩子体验黑暗，战胜黑暗带来的恐惧感，锻炼孩子独立睡眠。

操作要点

1. 家长可拿一个小玩偶，让孩子仔细观察、抚摸，吸引孩子的注意力。

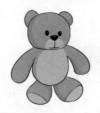

2. 然后把小玩偶藏在孩子的房间，如枕头下、被子里或床下，拉上窗帘后，关灯使房间暗下来。

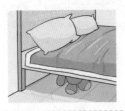

3. 让孩子进房间独自寻找，如果孩子可以适应黑暗就关上房门。

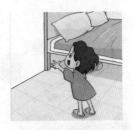

4. 如果孩子面对黑暗时很紧张，无法适应，家长就打开房门，守在门口观察孩子的情况。

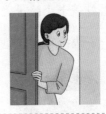

5. 如果孩子顺利找到玩偶，家长要给孩子一个大大的拥抱。

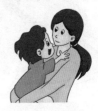

👉 **活动延伸**

除了通过游戏的方式锻炼孩子逐渐适应黑暗，还可以安装小夜灯，让孩子一点一点适应黑暗。

游戏 9　认识闹钟

适合年龄
6 岁以上

目标

给孩子建立简单的时间观念，认识闹钟。

操作要点

1. 在卧室准备一个闹钟，告诉孩子当听到闹钟响时要做出不同的动作。

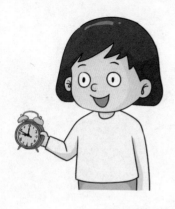

2. 先带孩子认识整点时间，比如晚上 6 点整，告诉孩子这是吃晚饭的时间。

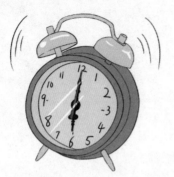

3. 晚上 9 点是睡觉的时间，听到闹钟响就意味着马上要休息了。

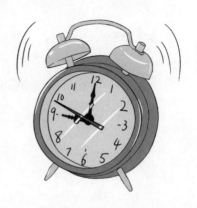

4. 对每一个重要的时间节点都设一个闹钟，按照时间安排来执行。

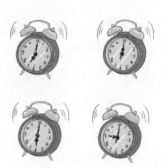

👆 **活动延伸**

把一天的重要时间节点写在一张纸上，并设好闹钟提示孩子执行。

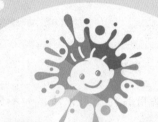

第7章

家居整理与游戏

——归纳与整理能力

家居问题 "大排查"

家居训练是孤独症儿童克服学习障碍的训练之一。针对以下表现，家长首先可以尝试通过简短、重复的语言，加上简单的动作提示，让孩子明白想要表达的意思。然后一步一步教导，逐渐建立日常生活习惯，慢慢培养独立生活的能力。

孤独症儿童家居障碍调查表		
序号	表现	调查记录（✓或×）
1	不能掌握各种家居用品的使用方法，如不懂如何使用抹布	
2	收拾物品时的步骤混乱	
3	在做完一件事之前便开始做另一件事	
4	坚持物品摆放在特定位置，如某玩具一定要放在指定的架子上	
5	持续地重复某个动作，如不停地开门、关门或开灯、关灯	
6	拒绝乘坐升降电梯或偏爱搭乘指定的交通工具	

 家居技能训练

家居技能的重点是归纳与整理，这也是自理能力不可或缺的一部分。对于孤独症儿童来说，这更是需要训练和发展的方向。为了让孩子学习整理物品，作为父母，应当注意以下几点：

❶ 采取有助于整理的收纳方式

在整理前，我们需要塑造一个易于整理的环境，做好相应的准备。比如，为需要整理的东西准备一个专用的箱子，箱子放在孩子够得着的地方。如放学回家，孩子能够将自己脱下来的衣物放在固定的箱子里。

▶ **这里需要注意的要点是：**

1. 把整理的箱子放在适合的地方。

2. 分解步骤，让整理变得简单。

3. 日常注意生活整洁，空间保持干净，不乱堆乱放。

❷ 根据孩子的刻板行为提升参与度

家长塑造一个便于收拾整理的环境后，可以让孩子参与一些力所能及的事。对于孤独症儿童来说，他们身上或多或少都存在一定的刻板行为。这时，需要家长多加观察留意，利用这一点来提升孩子的参与度。

▶ **督促整理——确定物品摆放的位置。**

1. 列出整理的东西，学习分类。

2. 考量家里收纳的地方。

3. 保留一定的空间。

4. 行动起来，培养整理的习惯。

在愉快的氛围下，家长可以一边收拾一边引导孩子了解整理的方法。当然，达到目的前孩子需要反复练习，且要一直坚持下去。如果孩子做到了，要表扬或奖励；如果没做到，一定要遵守规则，让孩子试着再做一遍。

家居训练的步骤

擦桌子

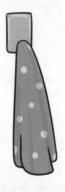

1. 从挂钩处取下小毛巾

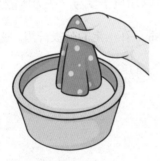

2. 把毛巾放入洗手盆里浸湿

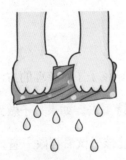

3. 把毛巾折叠成条状，双手掌心握着
毛巾，朝相反方向将毛巾拧干

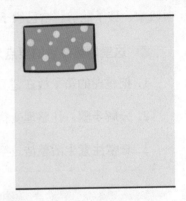

4. 将毛巾平铺在桌面的左上角

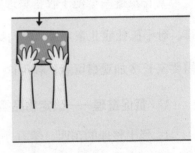

5. 用双手按着毛巾，从桌子最上方开
始由左至右擦拭

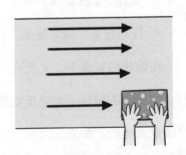

6. 双手持续按着毛巾，在擦过区域的
下方再次从左至右擦拭

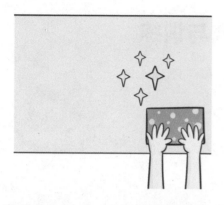

7. 重复步骤 5 和 6，直至擦完整张桌面

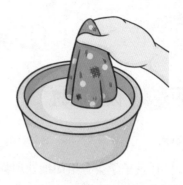

8. 把弄脏了的毛巾放入洗手盆清洗后，拧干放回原处

使用扶手电梯

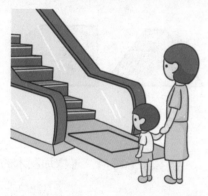

1. 拉着孩子的手，一起走到扶手电梯前

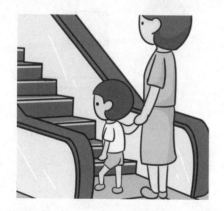

2. 紧握着孩子的手，抬脚踏上电梯

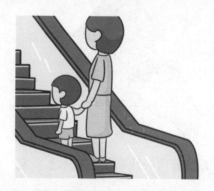

3. 双脚平稳地站立在电梯上，手部保持紧握的状态，眼睛望向前方

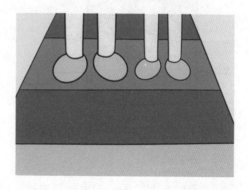

4. 到达最后一级时，抬脚安全地踏在地面上

家居游戏与训练

游戏 1 恢复原貌

目标

让孩子学会有组织地处理物件。

操作要点

1. 将相同颜色的积木叠在一起，让孩子观察和记住积木的搭配组合。

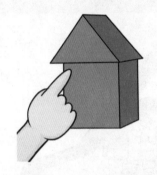

2. 接着用一块布盖在积木上，家长可以把手伸进布里拆散积木。

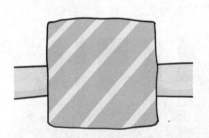

3. 把布揭开，指示孩子将散乱的积木恢复为原来的搭配组合。

4. 当孩子熟练后，可增加积木的数量。

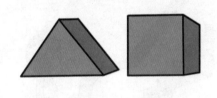

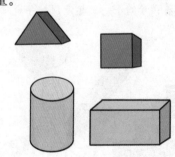

👉 **活动延伸**

由积木的颜色，如黄色对黄色、绿色对绿色、红色对红色延伸至生活物品的认知。如杯子要放在碟子上、铅笔要插入笔筒中。

游戏 2 | 抹得快

适合年龄
3~6 岁

目标

教孩子练习使用抹布的技巧。

操作要点

1. 家长提前将一些小玩具放在桌子上，和孩子每人拿一块抹布。

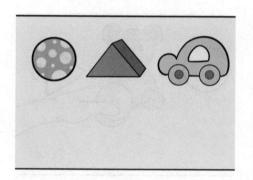

2. 比赛规则是：谁先用布将桌子上的玩具抹到自己的塑料盒里，玩具就属于谁。

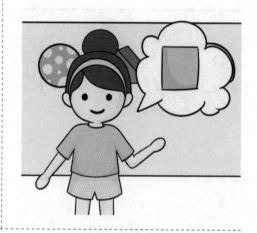

3. 比赛开始，家长和孩子共同抹玩具，谁获得的玩具多，谁就获胜。

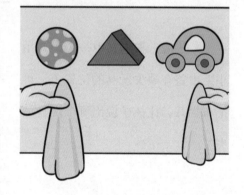

活动延伸

游戏完成后，可增加一些较小的或有粘贴性的东西，如橡皮胶等，以增加游戏难度。

游戏 3 什么消失了

目标

让孩子通过寻找物品提升视觉记忆。

操作要点

1. 准备 3 个常见玩具（孩子经常玩的）排列在桌子上。

2. 拿着孩子最喜欢的玩具，如溜溜球，吸引他的注意，并让他记住桌子上的 3 个玩具。

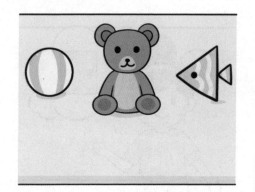

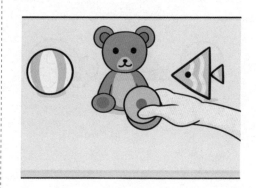

3. 随后，拿走其中一个，并用小毛巾盖在缺失玩具的位置上，再把布揭开，让孩子说出哪个玩具消失了。

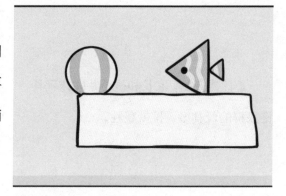

活动延伸

这个游戏还可以将玩具替换成数张图片，让孩子边看边记忆，一段时间后，把图片收起来，要求孩子说出刚才图片所示的物件。

游戏 4 收纳箱

目标

适合年龄
4～7岁

通过收纳训练让孩子养成良好的生活习惯。

操作要点

1. 和孩子一起整理玩具柜，先把所有的玩具都摆在客厅的地板上。

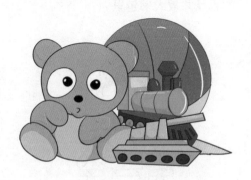

2. 把收纳箱依次摆放在地面上，跟孩子说："我们按照玩具的种类，把积木、汽车、球类、枪类玩具分别放入不同的箱子里。"

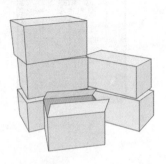

3. 鼓励孩子自己动手将玩具分类，家长在一旁进行指导，及时纠正错误。

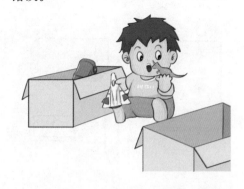

4. 玩具分类完成后，把收纳箱放回玩具柜。如果孩子有不想玩的玩具，可以建议他把玩具送给幼儿园的小朋友们。

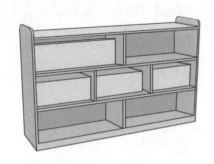

👉 **活动延伸**

玩具不仅可以按照种类分，还可以根据形状或者大小装在不同的收纳箱里。

游戏 5 我的你的

目标

适合年龄 4～7岁

让孩子练习分辨自己的物品，提升收纳整理能力。

操作要点

1. 把孩子的书本、铅笔盒以及其他文具放在桌面上。

2. 让孩子坐在椅子上，当听到家长喊"1、2、3"后，尽快取回自己的物品并放入书包里。

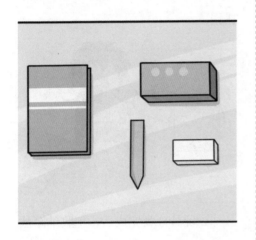

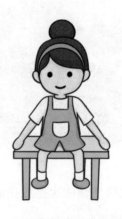

3. 活动开始前，家长可以把属于孩子的物品贴上标志，比如孩子的照片或名字等，让孩子比较容易找到。

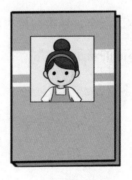

👆 **活动延伸**

为了提升孩子的辨认能力，家长可以故意把不属于孩子的物品放在他的书包里，或将书包里的物品放错位置，让孩子检查并找出不属于自己的物品或放错位置的物品。

游戏 6　整理书包

目标

让孩子学会整理书包，养成做事有条不紊的好习惯。

操作要点

1. 孩子要上幼儿园或小学前，家长可多和孩子玩一些整理类的游戏，让孩子学会分类。

2. 把书、本、笔、铅笔盒等放在一起让孩子分类挑选。让孩子把文具统一放到铅笔盒里，书从大到小摆好，本子整理好。

3. 按照先放书，再放本，最后放铅笔盒的顺序，把所有物品排列有序地放进书包里。

4. 引导孩子把纸巾、水瓶这些物品放在书包的侧兜，以便需要时能及时找到。

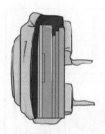

5. 让孩子反复练习，熟悉全过程后，逐渐提高整理的速度。

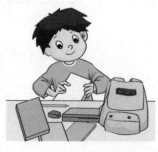

👉 **活动延伸**

不仅仅是书包，孩子还可以试着整理玩具箱里的玩具。

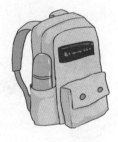

游戏 7 眼力大比拼

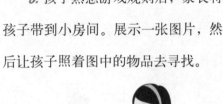
适合年龄
3～6岁

目标

让孩子学习生活小技能，增强自信心。

操作要点

1. 家长先准备数张图片，比如：牙刷、杯子、苹果、课本等图片，一张张摆放在孩子面前。

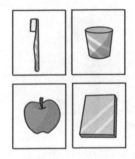

2. 让孩子边看边记忆一段时间（如 15 秒），然后把图片收起来，要求孩子说出刚才图片上有什么。

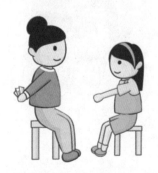

3. 孩子熟悉游戏规则后，家长将孩子带到小房间。展示一张图片，然后让孩子照着图中的物品去寻找。

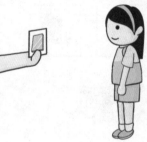

4. 先从 3 张图片开始，比如：牙刷图片、杯子图片、苹果图片，让孩子将这些物品找到并收集起来，以增强他们的视觉记忆能力。

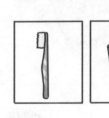

活动延伸

建议图片的数量由少量开始，然后逐渐增加。或是改变游戏规则，将现实物品遮盖，让孩子按照图片去一一寻找。

游戏8 洗衣机

目标

让孩子了解洗衣机的工作流程。

操作要点

1. 带孩子仔细观察洗衣机的工作原理。当把衣服放进去、倒入洗衣液、打开开关，洗衣机就会左右转动开始清洗。脱水时会朝着一个方向转动。

2. 引导孩子自己讲述一遍洗衣机洗衣服的过程。

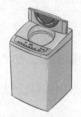

3. 模仿洗衣环境，家长可在地上画一个大圆圈，问："衣服进入洗衣机后会怎样？你能用身体动作展示一下吗？"

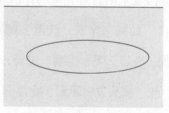

4. 引导孩子用动作表现放在水里的衣服，如果有眩晕感可以放慢速度或用身体的其他部位来表现。

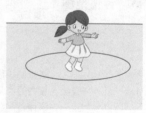

5. 全家人可在音乐伴奏下表演洗衣机的工作流程：衣服放入洗衣机—衣服飘起来—洗衣机转动—洗衣机脱水。

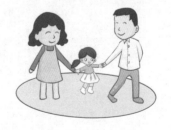

 活动延伸

让孩子试着操作一次洗衣机，了解它的工作原理。

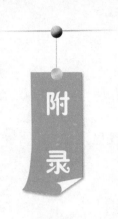

附录

下面涉及生活自理领域的评估表均选自《孤独症儿童发展评估表（试行）》，共67项。分为进食、如厕、穿衣、洗漱、睡眠以及其他日常家居自理能力6个部分，主要评估儿童吸吮、合唇、喝、咀嚼、进食方式、取食方式、表示如厕需要、如厕技能、脱、穿、擦、刷、洗、梳头发、睡眠、物品归位、开关、收拾餐具等方面的能力优劣及训练需求。

					孤独症儿童进食能力评估表			
序号	评估范围	评估项目	评估材料	评估方法	评估标准	参考年龄	P、E、F、X
★1		吸吮	婴儿日常用的奶瓶	吸吮奶瓶内的液体	儿童舒适地斜靠着家长的手臂，家长用奶嘴轻碰儿童的嘴角，然后慢慢放入儿童口中，观察儿童的吸吮情况	P- 双唇能紧贴奶嘴吸吮（注：当奶嘴碰到嘴角时，儿童的头会转向奶嘴，这是正常反射） E- 只把奶嘴含在嘴里，无其他反应 F- 没有任何反应	0~6月	
▲2	进食	合唇	儿童喂食的汤匙、糊状食物	吃汤匙里的食物	用勺子将糊状食物喂给儿童，观察其合唇表现	P- 能合唇吃汤匙里的食物 E- 有合唇倾向，但整个过程不连贯 F- 无合唇表现	0~6月	
▲3		喝	汤匙、水或儿童喜爱的饮料	喝汤匙里的水或饮料	用汤匙将水或饮料喂给儿童，观察儿童的表现	P- 主动张口等待饮料喂进口中，并能合唇喝进去，可容许少量洒漏 E- 示范后能张开口等待饮料喂进口中，有合唇倾向，洒漏的饮料较多 F- 示范后仍无任何反应	3.2~2.5岁	

124

序号	评估范围	评估项目	评估材料	评估方法	评估标准	参考年龄	P、E、F、X
▲4		用吸管喝饮料	吸管、半杯饮料、杯子	在半杯饮料内放入吸管，让儿童用吸管吸饮，观察儿童用吸管的表现	P—合唇固定吸管而非咬着吸管吸饮料，并能咽下口中的饮料 E—提示或示范后能够合唇固定吸管吸饮料 F—提示或示范后，仍咬住吸管吸饮的表现或任何反应	1～2岁	
▲5		自己用杯子喝水	半杯饮料、杯子	将杯子放在儿童的面前，让儿童喝下饮料，观察儿童的表现	P—拿起杯子，一口一口地喝，喝完将杯子放下，过程中没有酒洒出 E—示范后才能完成该过程，过程中有少许饮料洒出 F—示范后仍不能完成该过程	2～3岁	
6	咀嚼	咀嚼软的固体食物	软的固体食物（如面包、香蕉等，长条状，体积约4cm×0.75cm×0.75cm）	儿童自己吃或将食物放在儿童面前或放入儿童口中，观察儿童在吃的时候的表现	P—用门牙或大牙咬断食物，腭部上下左右回旋转动咀嚼食物 E—仅能咬断食物或腭部有勉强的咀嚼动作 F—只把食物含在嘴里，无咀嚼表现	1.5～2岁	
7		咀嚼硬的固体食物	硬的固体食物（如水果、鸡肉、菜茎等，体积约1cm×1cm×1cm）	儿童自己吃或将食物放在儿童面前或放入儿童口中，观察儿童在吃的时候的表现	P—用大牙以回旋转动的动作咀嚼咽嚼硬的固体食物 E—有勉强的回旋转动咀嚼动作，但不是很明显 F—只把食物含在嘴里，无咀嚼表现	1.5～2岁	
★8	进食方式	用手指把食物放进口中	饼干（面积约4cm×4cm）	给儿童1块饼干吃，观察儿童的表现	P—用手指拿住饼干并放口中或拿住饼干持续吸数口 E—帮助下能够用手拿住饼干，放进口中或拿住饼干持续吸数口 F—帮助下仍不能拿住饼干并送入口中	1～2岁	
▲9		用汤匙进食	汤匙、饭或儿童爱的食物	让儿童用汤匙吃碗中的食物，观察儿童用汤匙进食的表现	P—自己用汤匙从碗中舀取食物放进口中，再将空汤匙放回碗内，至少来回完成3次 E—至少来回完成1次而没有撒掉食物或示范后能完成 F—示范后仍未完成	2～2.5岁	

125

序号	评估范围	评估项目	评估材料	评估方法	评估标准	参考年龄	P、E、F、X
▲10	取食方式	用叉子取食物	叉子、固体食物至少4种（如香肠、菠萝或水果块）	将叉子及1碟食物递给儿童，让儿童进食，观察儿童的表现	P—用叉子从碟子里取食物，并能适当地将食物放入口中（儿童可用不同的方法握叉子，可记录儿童抓握的方法） E—示范后能用叉子从碟子里取食物，并将食物放入口中 F—示范后仍不能完成	2～3岁	
▲11		把食物扒入口中	1双筷子、碗（碗内有半碗饭或儿童喜爱的食物）	将饭及筷子交给儿童，让儿童进食，观察儿童用筷子扒食物入口的表现	P—用筷子扒食物入口，只撒出少许 E—示范后能用筷子把食物扒入口中完成 F—示范后仍不能完成	3～4岁	
▲12		用刀切食物	1把刀，食物（如香蕉、香肠、条状软面包等）	家长先示范用刀切食物，然后将食物交给儿童，让儿童切（至少切2种不同的食物），观察儿童的表现	P—将食物切开，至少分为二 E—示范后能够将食物切开 F—示范后仍不能完成	3～4岁	
▲13		将饮料从小水壶里倒出来	小水壶、杯子、半壶饮料	让儿童将饮料从水壶里倒进杯子里，观察儿童的表现	P—将饮料倒进杯子里而没有撒酒 E—勉强将饮料倒进杯子，洒出一些；或示范后能将饮料倒进杯子 F—示范后仍不能完成	4～5岁	
▲14		用筷子夹食物	1双筷子、1碟食物（菜茎、肉片或日常蔬菜）	将1碟食物及筷子交给儿童，让儿童进食，观察儿童的表现	P—用筷子夹不同形状大小的食物，并放入口中 E—示范后能够夹起食物，勉强放入口中 F—示范后仍不能成功	4～5岁	
15		撕开食物的包装袋	3包密封包装的食物	家长先示范将食物包装袋撕开，然后将2包食物递给儿童，让儿童撕开，观察儿童的表现	P—将食物包装袋开1包，撕开2包 E—示范后能尝试完成2包或完成，但因为包装袋比较难撕开，最终没有撕的意识 F—示范后仍不能完成或没有撕的意识	4～5岁	

孤独症儿童如厕能力评估表

序号	评估范围		评估项目	评估材料	评估方法	评估标准	参考年龄	P、E、F、X
★16	如厕	表示如厕需要	如厕前以手势、沟通图或声音表示如厕需要	无	观察儿童在日常生活中的表现	P—以手势、沟通图或声音表示如厕需要 E—帮助或提示下能够用手势、沟通图或声音表示需要 F—不会表示需要	1～2岁	
★17			主动说出如厕的需要	无	观察儿童在日常生活中的表现	P—主动说出（不包括手势、沟通图或声音）如厕的需要 E—借助手势、沟通图或声音表示如厕需要 F—不会表示需要	2～3岁	
★18			主动到厕所里排便	无	观察儿童在日常生活中的表现	P—有如厕需要时，主动到厕所里排便 E—有如厕需要时，主动说出或在成人的指导或示范后才知道去厕所排便 F—借助手势、沟通图或声音表示如厕的需要，不清楚必须到厕所里排便	3～4岁	
★19		如厕技能	坐便盆如厕	儿童便盆	当儿童有如厕（大、小便）需要时，让儿童坐在便盆上完成如厕过程，观察儿童的表现	P—坐在便盆上完成大、小便的过程 E—成人示范如何坐在便盆上后，儿童坐在便盆上，完成大、小便的过程 F—帮助下才能完成	1～1.5岁	
★20			如厕前自己脱下裤子及内裤（橡皮筋裤或扣子已解开）	儿童日常所穿的裤子及内裤	如厕前，让儿童自己脱下裤子及内裤，观察儿童的表现	P—在如厕前能够自己脱下裤子及内裤，或仅能脱下裤子 E—示范后自己有脱下裤子的意识及动作 F—帮助下才能完成	2～2.5岁	
★21			如厕后自己拉起裤子及内裤	儿童日常所穿的裤子及内裤	如厕后，让儿童自己拉起裤子及内裤，观察儿童的表现	P—如厕后自己能拉起裤子及内裤，或仅能拉起内裤 E—示范后自己有拉起裤子及内裤的意识及粗略动作 F—成人帮助下才能完成	2.5～3岁	

序号	评估范围	评估项目	评估材料	评估方法	评估标准	参考年龄	P、E、F、X
★22		如厕后自己洗手	厕所内设的洗手盆	让儿童在如厕后自己洗手，完成洗手的过程（即开、关水龙头及冲洗双手），洗手盆及水龙头的高度应为儿童所及范围，观察儿童洗手前往洗手盆洗手（可提示儿童洗手）	P—粗略地完成洗手的过程 E—示范后能够粗略地完成洗手过程 F—帮助下才能完成	2～3岁	
★23		分辨男女厕所的符号	有男女符号的厕所	让儿童在厕所外观察，分辨男女厕所，并进入合适的厕所，观察儿童的表现	P—自行按符号分辨男女厕所，并选择适合自己的厕所 E—提示后才能分辨男女厕所，或示范后选择适合自己的厕所 F—提示并示范后仍不能完成	3～4岁	
★24	如厕技能	大便后，撕下所需的卷装厕纸，折叠好，准备清洁	卷装厕纸	让儿童在触手可及的范围内撕下厕纸，折叠好，观察儿童的表现	P—自己撕下卷装厕纸并折叠好准备清洁 E—示范后才能够自己撕下及折叠好卷装厕纸 F—示范后仍不能完成	5～6岁	
★25		大便后用厕纸清洁干净	已折叠的厕纸	让儿童在大便后用厕纸进行清洁，观察儿童的表现（可提供已折好的厕纸）	P—用厕纸向后揩干净 E—示范后能够向后揩干净 F—需要成人帮助才能完成		

孤独症儿童穿衣能力评估表

序号	评估范围	评估项目	评估材料	评估方法	评估标准	参考年龄	P、E、F、X
26		将脱到脚掌部的袜子完全脱掉	1双袜子	协助儿童应脱袜子过脚掌，让儿童自己拉脱下袜子	P—拉脱袜子，完成1双 E—示范后能够完成1双或自己完成1只 F—示范后仍未完成	1～2岁	
27	穿衣 脱	脱掉鞋子	1双鞋子（鞋的鞋带或扣子已解开）	让儿童脱去穿在脚上的鞋（儿童可坐着），观察儿童的表现	P—自己用手提住鞋底将鞋脱掉，完成1双 E—示范后能够完成1双或自己完成1只 F—示范后仍未完成	2～3岁	

序号	评估范围	评估项目	评估材料	评估方法	评估标准	参考年龄	P、E、F、X
▲28		脱拉袜子	1双袜子	让儿童自己脱去穿在脚上的袜子（儿童可坐着），观察其表现	P—用拇指插入袜子口将袜子脱掉，或用手拿住袜子头，将袜子拉掉 E—示范后能够将袜子拉掉 F—示范后仍未完成	2~3岁	
▲29		脱下长裤	1条长裤（有松紧带的裤子或扣子已解开）	让儿童自己脱下裤子，观察其表现	P—自己用手或用拇指插进裤腰处推或拉下长裤并将裤子穿过脚踝脱下 E—示范后能够将裤子脱下 F—示范后仍未完成	2~3岁	
▲30		脱外套或衬衫	1件长袖开胸外套或衬衫(扣子已解开)	让儿童脱下穿在身上的外套或衬衫，观察儿童的表现	P—自己用双手抓住两边的衣襟，然后向后翻，双手向后伸，先脱一只袖子，再脱另一只袖子(若儿童只抖动双手使袖子脱下，属于未能完成任务) E—示范后儿童尝试能够完成 F—示范后仍未完成	2~3岁	
31		拉开拉链	1件有拉链的开胸衣服	让儿童将已扣拉链拉开，观察儿童的表现	P—将已合的拉链从头到尾完全拉开，并将拉链分为两边 E—示范后能够将拉链拉开并将拉链分为两边 F—示范后不能完成	3~4岁	
32		解开大纽扣	1件有纽扣的开胸衣服	让儿童将自己已扣的2粒或2粒以上的大纽扣解开，观察儿童的表现	P—解开衣服上的至少2粒大纽扣（只需完成衣服上的第1粒和第2粒纽扣） E—示范后衣服上的至少1粒大纽扣，或示范后能够解开2粒大纽扣 F—示范后儿童尝试完成任务	4~5岁	
▲33		脱T恤	1件T恤	让儿童脱下穿在身上的T恤，观察儿童的表现	P—自己双手交叉抓住T恤下缘向上拉至脖子，然后再拉过头（或先将一只手向后缩，脱去袖子，然后再脱另一只袖子）（注：儿童若用手抓住T恤领将T恤脱下，也算完成任务） E—示范后能够将T恤脱下 F—示范后仍未完成	3~4岁	

129

序号	评估范围	评估项目	评估材料	评估方法	评估标准	参考年龄	P、F、E、X
▲34	穿	穿鞋子	1双鞋子（鞋带已解开或无鞋带）	让儿童穿上已解开松鞋带或无鞋带的鞋子，观察儿童穿鞋的表现	P—用手将鞋套在脚上，并能将鞋套过脚底插入鞋内然后提上），完成1双；E—示范后能够将鞋穿上；F—示范后尝试完成，但未成功	3~4岁	
35		穿长裤	1条长裤（有松紧带的裤子或扣子已解开）	将1条前面正面放好的裤子递给儿童，让儿童穿上，观察儿童的表现（可坐着）	P—用双手的拇指及食指提着裤腰的两边，将两条腿先后穿入左右裤腿，然后将裤腰处拉至腰部；E—示范后能够穿上裤子，或穿反但基本顺序正确，能够穿上；F—示范后仍未完成	3~4岁	
36		穿外套或衬衫	长袖外套或衬衫	将外套或衬衫递给儿童（衬衫衫领向儿童，衫领向上），让儿童穿上，观察儿童的表现	P—一手执一边衣襟或衣领，另一只手穿入同一边的袖子，然后再穿另一边，把外套或衬衫穿好；E—示范后能够完成，或穿反但基本顺序正确，能够穿上；F—示范后仍未完成	3~4岁	
37		扣合大组扣	开胸的衣服（组扣直径约2cm或2.5cm）	让儿童将自己前面已解开的2粒或2粒以上的大组扣扣合，观察儿童的表现	P—扣合身上的衣物，至少2粒大组扣（第1粒和第2粒组扣）；E—扣合至少1粒大组扣，或示范下能够扣合2粒大组扣（只需完成衣服上能够扣合第2粒组扣）；F—示范后不会扣合组扣	3~4岁	
38		穿T恤	1件T恤	将T恤递给儿童，让儿童穿上（T恤前胸向儿童，后背向儿童，衫领向上）	P—将衫领套过头，然后逐一穿袖子，或先穿上衫袖，再将后将T恤拉好；E—将衫领套过头，并用手将T恤拉好；F—示范后仍不能完成	4~5岁	
39		穿有脚后跟的袜子	1双有脚后跟的袜子	将袜子递给儿童，让儿童穿上，观察儿童的表现	P—穿上袜子并能正确地将袜底移到脚后跟位置，完成1双；E—自己穿上1只袜子，或示范后能够完成1双，但能够完成；F—示范后仍未完成	4~5岁	

序号	评估范围	评估项目	评估材料	评估方法	评估标准	参考年龄	P、E、F、X
▲40		拉合拉链	有拉链的开胸衣服	让儿童将已拉开的拉链合，观察儿童的表现	P—扣上拉链尾端，并将拉链从头到尾完全拉合 E—示范后能够扣上拉链尾端，并将拉链完全拉开 F—示范后仍不能完成	4～5岁	

孤独症儿童洗漱能力评估表

序号	评估范围	评估项目	评估材料	评估方法	评估标准	参考年龄	P、E、F、X
★41	洗漱	用毛巾擦嘴	1条湿毛巾	让儿童用毛巾擦嘴，清洁嘴部，观察儿童的表现	P—自己把毛巾放在嘴上，并左右擦拭或在嘴的四周擦拭 E—示范后能够完成 F—示范后仍未完成	1～2岁	
★42		用毛巾擦手	1条毛巾	洗手后或吃饭后，将毛巾递给儿童自己擦，观察儿童的表现	P—自己用毛巾擦抹双手 E—示范后儿童能够用毛巾擦抹双手 F—示范后仍不能完成	2～3岁	
★43		洗手会擦干	清水、毛巾	让儿童自己洗手，洗完把毛巾递给儿童，让儿童把手擦干，观察儿童的表现	P—双手互相粗略地搓擦几下，洗完后用毛巾擦干双手 E—粗略地洗手后，用毛巾简单地擦几下；范后仍用毛巾擦干双手 F—示范后仍在帮助下才能擦干双手	2～3岁	
44		用毛巾仔细擦脸	1条已拧干的湿毛巾	给儿童1条湿毛巾，并让儿童自己擦脸，提到要擦的脸的各部分，观察儿童的表现	P—自己用毛巾擦脸面颊，额头，眼睛，鼻子，嘴和脖子 E—自己用毛巾擦脸的部分地方，或粗略地擦脸，或示范后能够仔细地擦脸 F—示范后仍不能完成	4～5岁	

序号	评估范围	评估项目	评估材料	评估方法	评估标准	参考年龄	P、E、F、X
45	刷	用牙刷粗略地刷牙	1把牙刷，清水	将牙刷弄湿，递给儿童，让儿童自己刷牙，观察儿童的表现	P—将牙刷放入口中，粗略地用牙刷刷牙，尝试洗刷口腔内不同部位 E—示范后能够粗略地刷牙并洗刷口腔内不同部位 F—示范后仍无顺序及规律地刷牙	2～3岁	
46		用清水漱口	儿童用来漱口的杯子，清水	刷牙后，将已盛水的漱口杯递给儿童，让儿童漱口，观察儿童的表现（结合刷牙项目）	P—用漱口杯内的水漱口，并将水吐出 E—示范后能够用杯内水漱口并将水吐出 F—示范后仍不会	2～3岁	
47		用挤有牙膏的牙刷刷牙	1把牙刷，牙膏	将挤有牙膏的牙刷递给儿童，让儿童自己刷牙，观察儿童的表现	P—用挤有牙膏的牙刷刷牙，接受牙膏味道及刷牙时产生的泡沫，并适当地将泡沫吐出 E—示范后能够用牙刷刷牙，并将泡沫吐出 F—示范后仍不会刷牙及将泡沫吐出	4～5岁	
★48	洗	用肥皂洗手	肥皂，清水	让儿童用肥皂或皂液洗手，观察儿童的表现	P—自己拿起肥皂，双手互相搓揉出泡沫，然后用清水洗净 E—提示后或示范后能够自己拿起肥皂起泡沫及用清水洗净 F—示范后仍不能完成	3～4岁	
★49		拧干湿毛巾	1条湿毛巾	让儿童将湿透的毛巾拧干，观察儿童的表现	P—用手将湿毛巾大致拧干 E—示范后能够用手将湿毛巾大致拧干 F—示范后仍不会	4～5岁	
50		洗毛巾	1条儿童用的毛巾，1块肥皂，清水	给儿童1条毛巾，让儿童清洗，观察儿童的表现	P—把毛巾浸湿，把肥皂均匀地涂抹在毛巾的表面，双手能够有规律地搓洗，然后把毛巾放到水里冲洗，完成洗毛巾的过程 E—讲解或示范后能够完成，或粗略地完成大体步骤 F—讲解或示范后仍不会洗	4～5岁	

序号	评估范围	评估项目	评估材料	评估方法	评估标准	参考年龄	P、E、F、X
★51		洗脸	清水	让儿童自己洗脸，观察儿童的表现	P—能够用双手把水扑到面部，并用双手轻轻地有规律地搓面部及具体部位 E—把水扑到面部，粗略地无规律或很用力地洗脸；或在成人协助下及提示或示范后能够完成 F—协助，提示或示范后仍不能完成	4～5岁	
★52		自己洗澡	浴缸（澡盆或淋浴）、肥皂、水、毛巾	预备洗澡用品，让儿童自己洗澡，观察儿童的表现	P—自己粗略地用肥皂涂抹身体，用水冲洗身体及有肥皂沫处，然后用毛巾擦干身体 E—示范后能够粗略地完成 F—成人的帮助下才能完成	5～6岁	
★53	梳头发	自己用梳子将头发梳理整齐	1把容易抓握的梳子，1面镜子	儿童自己拿起已预备好的梳子梳理头发，观察儿童的表现	P—自己拿起梳子梳头发的各部分，并按镜子中所看到的不整齐的各部分加以梳理 E—自己拿起梳子粗略地梳理头发，并在提示下对镜子中所看到的不整齐部分加以梳理，或在示范后能够完成 F—示范后仍未完成	5～6岁	

孤独症儿童睡眠能力评估表

序号	评估范围	评估项目	评估材料	评估方法	评估标准	参考年龄	P、E、F、X
★54	睡眠	睡觉规律	无	按时睡，按时醒，醒后不吵闹	P—能够按时入睡和觉醒，醒来后不吵闹 E—醒来后不吵闹，但不能按时睡，按时醒，能够按时睡，但醒来后吵闹 F—不能按时睡，按时醒，醒来后吵闹	1.5～2岁	
★55		安静入睡	无	儿童能够安静入睡	P—能够安静入睡 E—需要父母或照顾者哄才能入睡 F—不管用什么方法也不能入睡	1.5～2岁	

序号	评估范围	评估项目	评估材料	评估方法	评估标准	参考年龄	P、E、F、X
★56	睡眠能力	睡觉安稳	无	睡觉比较安稳，夜里不会出现经常性的惊厥或通宵不眠	P—整夜睡觉安稳 E—夜里有少许的惊厥或会醒来几次 F—经常性的惊厥或通宵不眠	1.5~2岁	
★57		睡觉不尿床	无	夜里睡觉不尿床	P—睡觉不尿床，只是偶尔或极少数情况下会出现尿床情况 E—经常出现睡觉尿床情况 F—睡觉时不能控制小便	4~5岁	

孤独症儿童家居整理能力评估表

序号	评估范围	评估项目	评估材料	评估方法	评估标准	参考年龄	P、E、F、X
★58	居家物品归位	将自己的玩具放在固定位置	约5件玩具，1个开放式玩具箱	玩耍后，让儿童将玩具放回玩具箱，观察儿童的表现	P—自己将所有玩具（约5件）放入玩具箱内 E—至少完成把1件玩具放入玩具箱，或示范后能够完成 F—示范后仍未完成	2~3岁	
★59		将鞋、袜放在平时的指定位置	鞋、袜各1双	让儿童脱鞋、脱袜，然后将鞋、袜放在指定位置，观察儿童的表现（可与穿衣技能中的脱鞋、脱袜一起进行）	P—自己将袜子放入鞋内，并将鞋放在平时的指定位置 E—示范后能够完成 F—示范后仍未完成	2~3岁	
★60		将自己的物品挂在指定位置	毛巾、水盆等可挂在指定钩子上的物品3件	让儿童把物品挂在所及范围内指定的钩子上，观察其表现	P—3件物品中有2件成功地挂在钩子上 E—有1件成功地挂在钩子上，或示范后有2件成功地挂在钩子上 F—示范后不能完成	3~4岁	
★61		将外套挂在衣架上	1件儿童自己的外套，1个衣架	让儿童将外套用衣架挂起，观察儿童的表现	P—自己将外套挂在衣架上，领口、袖口的位置适当 E—粗略地将外套挂上，或示范后能够将外套按要求挂在衣架上 F—示范后未能完成	4~5岁	

序号	评估范围	评估项目	评估材料	评估方法	评估标准	参考年龄	P、E、F、X
★62		将门关上	向前推拉门	离开或进入房间后，让儿童关门，观察儿童的表现	P—用手将门关上 E—示范后能够用手将门关上（但用力比较大或较轻顺手关上） F—示范后仍未完成	2~3岁	
★63	开关	开关电灯	墙上按键式的电灯开关	进入或离开房间时，开灯或关灯（开关在范围内），观察儿童的表现	P—用手指按键开灯及关灯 F—示范后能够开灯及关灯 E—示范后仍不能开关灯	2~3岁	
★64		扭动门把手开门	具有扭动式的把手的门	进入或准备离开房间时，让儿童开门，观察儿童的表现	P—扭动门的把手开门 E—示范后能够开门 F—示范后仍未完成	3~4岁	
★65		饭前摆放餐具	碗、碟、筷子	饭前让儿童将碗、碟、筷子分别按就餐人数摆放整齐（筷子放在碟子上），观察儿童的表现	P—将碗、筷子、碟分别就餐人数摆放整齐 E—能够摆放好其中的1种，或示范后能够分别整齐摆放 F—示范后仍未完成	4~5岁	
★66	收捡餐具	饭后收捡碗筷，将碗、碟、筷子分别摆好	碗、碟、筷子	饭后让儿童将碗、碟、筷子分别摆好，观察儿童的表现	P—将碗、筷子、碟分别整齐地摆放，摆好 E—能够放好其中的1种，或示范后能够分别摆放，摆好 F—示范后仍未完成	4~5岁	
★67		洗碗	1只塑料碗	把碗递给儿童，让儿童洗碗，观察儿童的表现	P—一只手拿着碗（大拇指扣住碗沿，其余四指托住碗底），另一只手轻擦洗碗的外面（顺序可不一样），然后再擦洗碗的内部，整个过程自然、协调 E—示范或提示后才能完成，或大体能够完成，但整个过程提示比较不协调 F—不能完成	5~6岁	

★——代表观察项目。

▲——代表观察或直接评估项目。

评分方法

通过（P）——表示在没有示范或协助下，儿童能独自完成某个项目。

中间反应项（E）——表示儿童虽然未能完成某个项目，但具有所要求动作的意识；或在协助、重复指示和示范后，能尝试完成某个项目。中间反应项可以直接转化为个别化训练目标，但不作为统计项。

不通过（F）——表示即使有示范或协助，儿童也不能完成某个项目。

X——表示某个项目不适合所测试的儿童。

通过评估表格，家长可以直观地了解到孩子生活自理能力的发展状况、优势和不足，并根据其表现制订有针对性的训练项目和计划。此外，还可通过本书中提到的游戏方式进行强化训练，体验快乐的同时提升能力，希望每一个孤独症儿童都能早日融入社会与生活。